Vladimir Anatolievich Klyomin

COROAS DENTÁRIAS EM POLÍMERO

Vladimir Anatolievich Klyomin

COROAS DENTÁRIAS EM POLÍMERO

ScienciaScripts

Imprint

Any brand names and product names mentioned in this book are subject to trademark, brand or patent protection and are trademarks or registered trademarks of their respective holders. The use of brand names, product names, common names, trade names, product descriptions etc. even without a particular marking in this work is in no way to be construed to mean that such names may be regarded as unrestricted in respect of trademark and brand protection legislation and could thus be used by anyone.

Cover image: www.ingimage.com

This book is a translation from the original published under ISBN 978-620-7-46615-3.

Publisher:
Sciencia Scripts
is a trademark of
Dodo Books Indian Ocean Ltd. and OmniScriptum S.R.L publishing group

120 High Road, East Finchley, London, N2 9ED, United Kingdom
Str. Armeneasca 28/1, office 1, Chisinau MD-2012, Republic of Moldova, Europe
Printed at: see last page
ISBN: 978-620-7-70654-9

Conteúdo

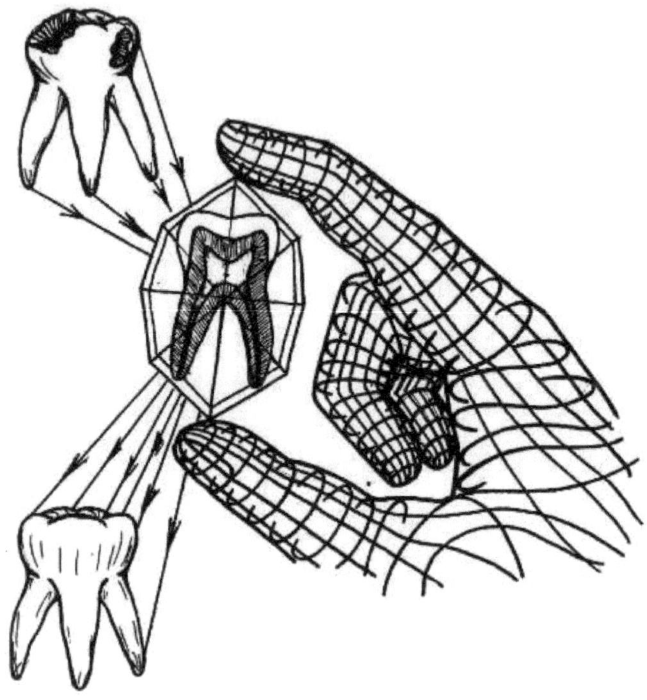

Coroas dentárias de materiais poliméricos
O manual reflecte as realizações científicas e práticas modernas na secção de coroas dentárias feitas de materiais poliméricos. As concepções e os métodos do seu fabrico são descritos em pormenor. A classificação dos dentes com defeitos nos tecidos duros causados por vários factores etiológicos é de interesse.
Este manual reflecte as realizações científicas e práticas modernas sobre a secção das coroas dentárias de materiais poliméricos. Os materiais modernos, as construções de coroas e os métodos de as fazer são descritos em pormenor. A classificação dos dentes com defeitos de tecido sólido causados por diferentes factores etiológicos é um assunto de interesse.
No manual são reflectidas as realizações modernas, científicas e práticas no domínio das coroas dentárias. As construções, os materiais modernos e os meios de fabrico são descritos em pormenor. O que representa um interesse é a classificação dos dentes com as diferenças dos tecidos duros que são provocadas por factos etimológicos.
© V.A. Klyomin.

DOS AUTORES

A elaboração deste livro foi motivada pela falta de informação sistematizada sobre restaurações dentárias fixas com polímeros nas últimas décadas. Existe um preconceito bem conhecido contra o uso de polímeros em próteses fixas. A avaliação negativa do seu potencial baseia-se sobretudo na experiência prática com os acrilatos, em especial com as próteses provisórias de polimetilacrilatos. Em publicações especiais e manuais de formação, estas questões são descritas de forma restrita e esquemática. O aparecimento no mercado nacional de uma grande variedade de materiais e tecnologias dentárias importadas requer também a sua análise e sistematização. Os métodos apresentados de prótese com coroas de polímero são descritos principalmente em relação aos materiais nacionais

O autor aceitará de bom grado comentários, desejos e sugestões para melhorar esta publicação, bem como familiarizar-se com os novos desenvolvimentos dos colegas sobre esta questão.

**Doutor em Ciências Médicas, Professor do Departamento de
estomatologia ortopédica de**
**Universidade Estatal de Medicina de Donetsk   Klyomin Vladimir
M. Gorky   Anatolievic**

Capítulo I

Coroas dentárias artificiais

O tratamento de pacientes com doenças da região maxilofacial através de vários meios protéticos, com objectivos terapêuticos (restabelecimento da mastigação, fala, deglutição e estética) e preventivos (preservação dos dentes remanescentes, prevenção de uma maior destruição das arcadas dentárias, etc.), é designado por prótese. Na prática da medicina dentária protética, são utilizadas próteses dentárias, dento-mandibulares, maxilofaciais e outras.

Prótese - do latim prothesis - parte artificial do corpo (tíbia, mão, dentes, maxilar, olho, orelha, nariz, etc.). É um dispositivo ou aparelho mecânico que substitui uma parte do corpo perdida ou ausente ou que esconde a presença de qualquer defeito, por exemplo, membros artificiais, dentes.

As próteses dentárias são dispositivos ortopédicos, aparelhos e dispositivos que eliminam defeitos nas coroas de dentes individuais e filas de dentes, bem como o processo alveolar na perda parcial ou total de dentes resultante de várias doenças dentárias (cáries, periodontite, traumatismo, etc.).

Coroa artificial - uma prótese dentária fixa que cobre a coroa clínica de um dente e restaura a sua forma anatómica, tamanho e função.

A maioria das coroas são próteses fixas de acordo com o método de fixação.

As coroas artificiais dentárias são fixadas ao dente com materiais de fixação e formam uma unidade morfofuncional única com o dente. Este facto garante uma rápida habituação do paciente à sua presença na cavidade oral e um elevado valor funcional. São utilizadas como um tipo independente de prótese dentária e como parte integrante de próteses de outros modelos.

Atualmente, é habitual distinguir entre coroas artificiais completas, que cobrem toda a superfície da coroa clínica do dente - bem como o tipo de coroas completas actuais, coroas de coto com um pilar e telescópicas (**Fig. 1.1**), bem como coroas parciais, que cobrem apenas uma parte da mesma - equatoriais, casca e 1/2 (meias coroas), 3/4 (três quartos), 7/8 (sete oitavos) coroas (**Fig.1.2**).

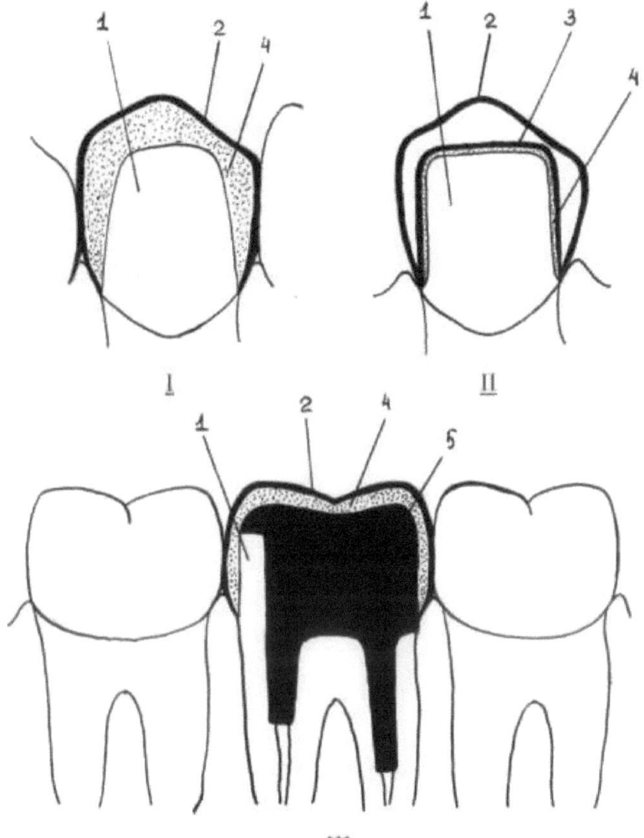

Figura 1.1. Coroas dentárias artificiais completas.

I. Coroa estampada em metal.

II. Coroa telescópica.

III. Coroa dentária com pilar.

1. Dente (coto dentário).

2. Coroa inteira.

3. Coroa de apoio.

4. Material de fixação.

5. Cepo artifícial.

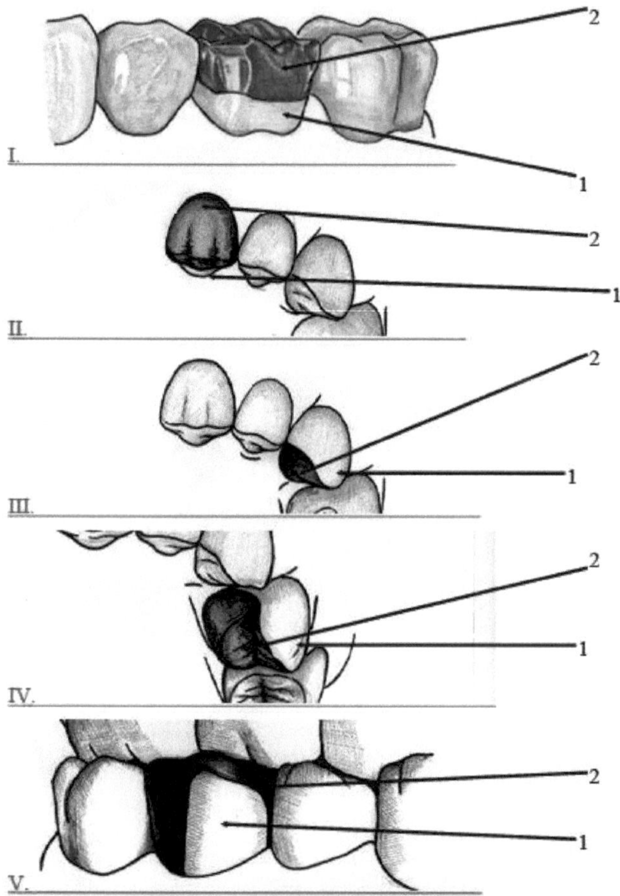

Fig.1.2. I. Coroa totalmente em metal estampado II. Coroa de culto com pilar Kopeikin III. Coroa telescópica

1. Dente 2. coroa completa 3. coroa de suporte 4. coto artificial 5. Material de fixação

Fig.2 Coroas dentárias artificiais parciais

I   . -Coroa equatorial.

II   . II. A coroa de conchas.

III   .III. Semi-coroa.

IV   .IV. Coroa de três quartos.

V   .V. Coroa de 7/8

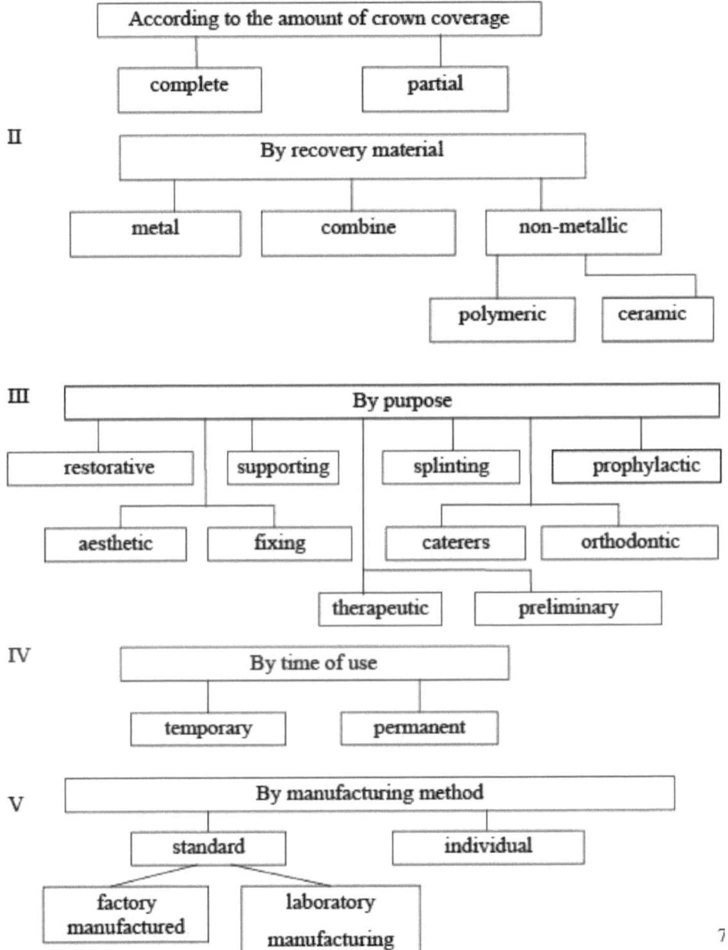

Fig.1.3 Classificação das coroas dentárias artificiais

Na prática da medicina dentária ortopédica, foram propostos e testados muitos materiais para coroas, foram desenvolvidos numerosos desenhos de coroas e métodos para o seu fabrico. Sistematizando-os de acordo com determinadas características, obtivemos uma classificação moderna de coroas dentárias artificiais (Fig.3).

Na prática da medicina dentária protética, foram propostos e testados muitos materiais para coroas, foram desenvolvidos numerosos desenhos de coroas e métodos para o seu fabrico.

Sistematizando-as de acordo com as suas principais características, propomos uma classificação moderna para as coroas dentárias artificiais (Fig.1.3).

Do ponto de vista da resolução das tarefas definidas neste manual, é necessário realçar e clarificar em pormenor alguns conceitos e termos de uso corrente.

As coroas totais são o tipo de prótese dentária mais utilizado na prática dos cuidados de saúde. Foi descrito um grande número de desenhos diferentes de tais coroas. O seu desenho é determinado pelo tipo de material de restauração, pelo grupo de dentes para o qual é feito e pelo grau de destruição da coroa clínica.

Uma coroa de coto (sinónimo: coroa sobre coto artificial, coroa de coto com poste) é utilizada em caso de destruição significativa ou, por vezes, completa da coroa natural. Consiste numa coroa de restauração completa e num coto artificial com pilar (sinónimos: stump inlay, coto inlay com pilar de pasta) feito de várias ligas metálicas ou plásticos combinados com metal. Este desenho é utilizado quando é necessário fabricar um inlay de pino e uma coroa completa ao mesmo tempo durante o tratamento protético...

As coroas telescópicas são uma combinação de duas coroas: uma coroa interior (coroa de suporte) e uma coroa exterior (coroa de restauração completa). Este desenho destina-se a fixar

A estrutura de fixação e remoção de próteses dentárias, bem como alguns tipos de aparelhos ortodônticos e maxilofaciais. Estas estruturas são também designadas por grampo telescópico nas próteses dentárias removíveis.

Infelizmente, a utilização de coroas totais implica normalmente uma remoção significativa de tecido duro.

Na maioria dos casos, a alternativa é optar por uma preparação mais conservadora, utilizando assim uma variedade de coroas de uma hora...

A coroa equatorial (sinónimo: meia-coroa para dentes laterais) é utilizada principalmente na área dos dentes laterais e cobre a superfície oclusal e parte das superfícies vestibular, oral e proximal ao nível do equador do dente. São utilizadas no tratamento de cáries oclusais, apagamento patológico, como suporte de pontes e aparelhos de esplintagem para periodontite.

Uma meia coroa é uma prótese fixa que cobre a superfície oral e parte das superfícies aproximadas dos incisivos e caninos, deixando exposta a porção vestibular da coroa natural do dente. Assim, a prótese cobre aproximadamente 1/2 da superfície da coroa clínica.

A coroa de três quartos é uma prótese utilizada para pré-molares. Cobre a maior parte da coroa do dente, exceto a face vestibular e parte da face aproximada, ou seja, aproximadamente 3/4 da sua superfície externa. Muitos autores consideram a coroa três quartos como um tipo de semicoroa. Nós não partilhamos este ponto de vista, pois vemos no nome uma parte aproximada da cobertura da coroa clínica por uma prótese fixa. Com base neste facto, apoiamos a designação da coroa dentária artificial 7/8 como um tipo de construção separado.

As coroas Panzer (sinónimos: viner, laminado, concha, meia-coroa vestibular) cobrem normalmente apenas a superfície vestibular e labial do dente e têm a aparência de onlays de porcelana ou plástico...

Estes desenhos de coroas parciais são considerados uma alternativa à utilização de coroas totais. Requerem uma preparação mais conservadora (menos) e têm vantagens estéticas e funcionais.

No entanto, estes modelos são de fabrico intensivo e a sua vida funcional é mais curta.

De acordo com a finalidade das coroas, estas podem ser coroas restauradoras, terapêuticas, de fixação, de suporte, de esplintagem, provisórias, estéticas, profilácticas, ortodônticas e provisórias.

As coroas de restauração são utilizadas para corrigir defeitos nos tecidos duros dos dentes resultantes de vários factores etiológicos. Dão uma forma anatómica à coroa clínica do dente.

As coroas de suporte são utilizadas para suportar pontes dentárias fixas nos dentes.

-As coroas de fixação (sinónimos: de contorno) são colocadas nos dentes para a fixação e (estabilização) de pontes, placas, arcos e próteses maxilofaciais amovíveis. e Quando se usa aparelho ortodôntico, o termo coroa de bracket também é usado para coroas de fixação...

As coroas de imobilização destinam-se à fixação de dentes móveis, por exemplo, no tratamento ortopédico de doenças periodontais, bem como à prevenção da sobrecarga funcional dos dentes, que leva à ocorrência da sua mobilidade.

A pré-coroa é utilizada para harmonizar, definir e justificar a forma da coroa em pacientes cosmeticamente exigentes. É utilizada antes das próteses estéticas, por exemplo, próteses metalo-cerâmicas, como desenho de diagnóstico. A prótese preliminar é feita de plástico. É mais fácil e mais rápido corrigir a forma das coroas em plástico do que em próteses metalo-cerâmicas ou metal-polímero ou mesmo cerâmicas. Neste caso, é mais fácil para o médico determinar a forma e o tamanho dos dentes a restaurar.

O paciente pode visualizar a prótese na área a ser restaurada mesmo antes do fabrico da prótese definitiva. Isto permite ao protésico familiarizar o paciente com o plano de tratamento proposto e visualizar a forma da futura prótese.

As coroas terapêuticas (sinónimo: cobertura de coroa para pastas terapêuticas) são utilizadas em pacientes jovens para próteses fixas que envolvem uma preparação dentária profunda em pacientes jovens e em casos de traumatismo dentário. São fixadas em materiais terapêuticos especiais que normalizam a condição pulpar e (ou) aceleram o processo de formação de dentina de substituição. Por conseguinte, a sua utilização permite a formação acelerada de dentina de substituição para garantir a espessura necessária dos tecidos duros em dentes não-pulpáveis. Isto torna possível a realização de próteses estéticas sem despolpar os dentes.

São fixados num material de tratamento especial que melhora o processo de formação de dentina de substituição.

As coroas profilácticas são utilizadas em pacientes para prevenir ou retardar uma série de processos patológicos na região dento-mandibular, tais como a erosão patológica dos tecidos duros dos dentes.

As coroas provisórias (sinónimo: coroas protectoras) são utilizadas para proteger os dentes que estão a ser preparados enquanto a coroa definitiva está a ser fabricada. Protegem a polpa de irritantes químicos e térmicos e, com a utilização de determinados materiais fixadores, normalizam o seu estado após a preparação.

As coroas ortodônticas são concebidas para corrigir a posição dos dentes durante o tratamento ortodôntico, por exemplo, coroas ortodônticas com um plano de orientação de acordo com A.J. Katz e (ou) são incluídas na conceção de aparelhos ortodônticos como parte integrante.

As coroas estéticas (sinónimo: cosméticas) corrigem a forma "feia" dos dentes intactos (dentes pontiagudos, etc.), bem como os dentes descolorados, os dentes com morte da polpa e os tratamentos terapêuticos irracionais...

Durante a utilização, as coroas podem ser permanentes ou temporárias. As coroas temporárias são utilizadas para fins especiais, por exemplo, para aumentar gradualmente a altura da mordida interalveolar, fixação de vários aparelhos ortodônticos, para proteção contra influências ambientais e para evitar o desenvolvimento de alterações inflamatórias na polpa após a preparação dos dentes. As coroas provisórias são utilizadas apenas durante o período de tratamento, após o qual são removidas.

As coroas permanentes são mantidas durante toda a duração da utilização da prótese. São utilizadas para suportar pontes ou para cobrir os dentes antes de fabricar uma prótese amovível com retenção de fecho.

Para além disso, as coroas distinguem-se pelo material de que são feitas - metálico e não metálico. O fabrico de coroas não metálicas é atualmente realizado por materiais poliméricos (plásticos, compósitos, etc.) e não poliméricos (porcelana e cerâmica). O desenvolvimento da ciência dos materiais dentários levou ao aparecimento de materiais orgânicos-inorgânicos que, de acordo com as suas propriedades, ocupam, respetivamente, uma posição intermédia entre a malha clássica de silicatos inorgânicos, por um lado, e os polímeros orgânicos, por outro.

Para o fabrico de coroas metálicas são utilizados vários tipos de aço inoxidável e ligas de ouro, aço inoxidável, prata-paládio, cromo-koboltovoy e outras ligas. Serdyuk S.N. É de notar (1997) que atualmente mais de 90 materiais metálicos para estes fins são produzidos por várias empresas por várias empresas.

O termo coroa "jacket" é utilizado para coroas não metálicas fabricadas num dente com uma saliência. O material da coroa é a porcelana e o plástico. A preparação para uma coroa em jaqueta tem as suas próprias características - a saliência de diferentes formas (Fig.) à volta de todo o perímetro do dente. Quando se utilizam coroas metálicas fundidas, combinadas e folheadas num dente preparado com uma saliência, não se utiliza o termo coroa "em jaqueta".

O conceito de coroas combinadas deve ser considerado separadamente. A maioria dos autores entende-o como uma estrutura metálica revestida com plástico ou porcelana. Neste caso, é provavelmente aconselhável utilizar o termo coroas "folheadas". As coroas combinadas devem incluir desenhos que utilizam vários materiais diferentes ao mesmo tempo, incluindo uma combinação de polímeros e materiais cerâmicos...

Depois de ter sido descrita na literatura a possibilidade de unir substâncias orgânicas e inorgânicas com silanos, foi desenvolvido um sistema de ligação ótimo entre a faceta cerâmica e o plástico dentário utilizado para o fabrico da parte principal da estrutura dentária para próteses dentárias. Isto tornou possível a utilização de uma coroa "jacket", que é uma coroa jacket de plástico com uma faceta de cerâmica - a chamada coroa "Berlin". As "coroas de Berlim" são feitas de porcelana - parte vestibular e de plástico acrílico - partes aproximais e orais. Em termos do seu valor funcional, ocupam uma posição intermédia entre as coroas de cerâmica e as coroas de jaqueta de plástico. Quando não existem condições para o fabrico de coroas de cerâmica, pode ser utilizada com sucesso a "coroa de Berlim", que tem um bom efeito estético. Em comparação com a coroa de jaqueta de plástico, a coroa de Berlim não provoca abrasão do bordo de corte e a sua solidez de cor é superior.

<u>De acordo com o método de fabrico,</u> as coroas são geralmente divididas (separadas) em sem costura, suturadas, fundidas, estampadas com uma superfície de mastigação fundida, terminadas e outras.

Isto não reflecte a atual diversidade na divisão dos métodos de fabrico de coroas. Limitamos a divisão de coroas nesta posição a coroas padrão (sinónimo: coroas moldadas) e coroas fabricadas individualmente.

As próteses com coroas padrão são realizadas pelo médico sem o envolvimento de um técnico de prótese dentária, normalmente numa única visita. As coroas personalizadas são normalmente feitas por um médico e um técnico dentário para o paciente.

O método direto de prótese consiste em fabricar a coroa diretamente na boca do paciente, no consultório, pelo médico. O método prevê a exclusão da obtenção de um modelo do maxilar.

O método indireto de prótese é realizado através do fabrico de coroas no modelo do maxilar, obtido a partir de uma impressão anatómica

Remoção de defeitos nos tecidos duros dentários

Independentemente do fator etiológico que causa o defeito, a restauração da forma do dente em todos os casos só deve ser efectuada após a remoção completa das áreas amolecidas e tratadas de tecido que possam contribuir para uma maior destruição do dente.

O dentista tem à sua disposição uma vasta gama de diferentes métodos, construções dentárias e materiais para a eliminação de defeitos dentários.

É difícil abordar a medicina prática com objetividade científica imparcial na determinação de tácticas médicas para a eliminação de defeitos dos tecidos duros dentários. Por isso, é necessário compreender as indicações básicas.

A restauração dentária é efectuada com materiais de restauração plásticos (obturações), incrustações dentárias, coroas e pilares.

Atualmente, a restauração plástica com obturações também envolve técnicas e materiais relativamente novos para a restauração estética dos dentes. Mas na viragem dos séculos XX e XXI, ainda não é possível dizer nada de definitivo sobre a sua durabilidade, resistência mecânica e tolerância do paciente. No entanto, são considerados altamente fiáveis.

Uma apresentação geral dos vários materiais de restauração e incrustações dentárias de acordo com Maren von Pluth (Alemanha) para 1997 demonstra claramente a sua eficácia clínica.

Amálgama - bem processada, adequada para reparar grandes defeitos, de utilização barata, mas o mercúrio pode ser ingerido. Durabilidade - de 8 a 10 anos, em alguns casos até mais.

Enchimento composto - uma vasta gama de cores, menor perigo de danos para o corpo do que quando se utiliza amálgama. No entanto, só pode ser utilizado para pequenas cavidades, existe o risco de reacções alérgicas, o perigo de recorrência de cáries quando as fissuras são causadas pelo encolhimento do material. Durabilidade - de 3 a 5 anos.

Cimento de glasionómero - bem tolerado pelos pacientes, fácil de processar, mas tem baixa durabilidade, podendo ser utilizado apenas como solução temporária para obturação de dentes decíduos e dentes de mulheres grávidas. Durabilidade - 1-2 anos.

Nem todas as obturações podem ser adequadas para um determinado dente. Uma incrustação dentária deve ser utilizada quando é necessário remover demasiado tecido de um dente e não é possível efetuar uma obturação.

Incrustação dentária em ouro - pode suportar muita mastigação, é bem tolerada pelos pacientes e tem grande longevidade. No entanto, a preparação do dente requer a remoção de uma grande massa de tecido dentário. Durabilidade - de 10 a 15 anos, em alguns casos até mais.

Inlays dentários em cerâmica. Uma vasta gama de cores permite-lhe tornar a incrustação indistinguível na cor dos dentes naturais. No entanto, existe o risco de reacções alérgicas e não resiste a grandes cargas mastigatórias. Durabilidade - 10 a 15 anos.

Inlays sintéticos - correspondem à cor natural dos dentes. São utilizadas apenas para preencher pequenas cavidades. No entanto, a recorrência de cáries ocorre devido ao encolhimento do material. Perigo de reacções alérgicas. Durabilidade de 4 a 6 anos. Por conseguinte, são consideradas apenas como uma solução temporária para o problema, justificada apenas pelo seu baixo custo relativo.

As incrustações dentárias devem provavelmente continuar a ser preferidas quando se tratam dentes com materiais poliméricos, especialmente se for necessário colocar uma grande obturação dentária. A incrustação é feita fora da cavidade oral, minimizando assim o contacto do doente com as substâncias nocivas para a sua saúde, que são os materiais de obturação modernos. No entanto, ainda não é possível eliminar completamente esse contacto, porque para a instalação de inlays continua a ser necessário utilizar materiais de fixação sintéticos. Também deve ser tido em conta que as incrustações são mais capazes de compensar o seu inevitável encolhimento no futuro. Por conseguinte, são visivelmente mais fortes e estáveis do que as obturações feitas de materiais sintéticos.

No entanto, a prótese com a utilização de inlays de restauração não está generalizada nos países da CEI. Este facto deve-se às peculiaridades da organização dos serviços dentários na URSS. A divisão da receção em protética e terapêutica levou a que os inlays não fossem utilizados nos cuidados de saúde práticos. Esta tendência manteve-se até aos dias de hoje.

Se a coroa do dente estiver muito destruída, e especialmente se tiver sido efectuado um tratamento endodôntico, a coroa natural do dente deve ser substituída por uma coroa artificial. A coroa dentária deve proteger o tecido natural do dente por baixo de mais destruição, desde que seja feita com o devido cuidado. Esta coroa pode durar até 15 anos.

É necessário esclarecer em que é que o médico dentista se deve guiar quando avalia a lesão do dente destruído, de modo a determinar o tipo de estrutura dentária restauradora.

Em 1984, o Prof. V.Y. Milikevich propôs calcular o índice de destruição da superfície oclusal dos dentes (IROPZ) para uma avaliação objetiva da destruição do dente lateral. Neste caso, é determinado o valor do índice de destruição (DII) da superfície oclusal do dente, com base no qual é determinado o tipo de tratamento dentário para eliminar o defeito dos tecidos duros dos dentes laterais.

A essência do método consiste em, tomando como unidade toda a área do plano da superfície oclusal, determinar em relação a ela a área da superfície da cavidade ou da obturação. Para determinar o grau de destruição, utiliza-se uma placa transparente padrão com uma grelha milimétrica, que é aplicada à superfície oclusal do dente num modelo de gesso e calcula-se a área tanto da superfície de mastigação restante do dente como da área de destruição: cavidade ou obturação.

V.Y. Milikevich estabeleceu que a 0,2 - 0,6 PPCI é necessário utilizar inlays de vários desenhos, a mais de 0,6 após o preenchimento de cavidades cariosas é mostrado o uso de coroas artificiais, e a PPCI mais de 0,8 é necessário utilizar construções de cotos de pinos.

Considera-se que o método de determinação do IROPZ de acordo com V.Y. Milikevich não é aceitável devido à intensidade do trabalho nos cuidados de saúde práticos, sendo apenas de grande importância para a investigação científica.

Assim, propusemos e testámos um método de determinação do PPDI, aceitável para os cuidados de saúde práticos, baseado na utilização de formações anatómicas da superfície oclusal do dente.

Utilizámos as formações anatómicas na superfície oclusal do dente - cúspides, suas inclinações e ápices - para calcular o PPDI. Desconsideramos as diferenças no tamanho das cúspides. Tomando como unidade o número total de cúspides da superfície oclusal, determinamos o número de inclinações de cúspides destruídas ou envolvidas no processo patológico em relação a ele.

A aplicação desta metodologia permitirá conduzir racionalmente os cuidados dentários em qualquer instituição médica, bem como efetuar peritagens em situações de conflito específicas.

A determinação do grau de destruição da superfície oclusal do dente (IROPZ) não é apenas um teste de diagnóstico, mas também um ponto determinante na escolha do tratamento dentário (obturação, inlay, pós-dentária e coroa artificial), a fim de evitar uma maior destruição das coroas e a extração do dente.

O tamanho do defeito nos dentes laterais também é avaliado pela distância interbugilar. É amplamente utilizado para justificar a utilização de materiais de restauração modernos. Nas instruções de uso, esse indicador indica as indicações de uso. Assim, não se devem usar massas nos dentes laterais, se o tamanho das cavidades das classes I e III for superior a 2/3 da distância interdentária...

O outro indicador clínico principal para justificar o método de tratamento dentário para a restauração do dente é o grau de destruição da coroa clínica. É necessário registar a destruição da coroa clínica do dente até 1/3, até 2/3 e mais de 2/3.

Em caso de destruição até 1/3 é aconselhável utilizar obturações, e quando a destruição da coroa do dente for de 1/2 a 2/3 é indicado utilizar inlays, em caso de destruição superior a 2/3 é necessário utilizar coroas artificiais.

Outro indicador clínico que deve ser tido em conta ao selecionar uma construção restauradora para reparar um defeito nos tecidos duros são as fissuras no esmalte do dente. É feita uma distinção entre fissuras simples e múltiplas num dente.

Consoante a dificuldade da sua deteção, devem distinguir-se três tipos de fissuras:

I   tipo - as fissuras são muito finas, detectáveis apenas por coloração com iodo ou solução de azul de metileno;

II   tipo - as fissuras são detectadas sob iluminação intra-oral;

III   tipo - as fissuras são detectadas sem iluminação intra-oral.

A presença de fissuras isoladas não determina quaisquer particularidades dos cuidados dentários. Nos casos de defeito dos tecidos duros dentários sem fissuras e do tipo I, a escolha de uma estrutura restauradora é efectuada de acordo com o esquema acima descrito. Quando existem múltiplas fissuras dos tipos II e III, devem ser privilegiadas as coroas dentárias. Quando se utilizam outras construções para eliminar o defeito, o prognóstico após o tratamento dentário é insatisfatório, pois a probabilidade de complicações é elevada sob a forma de fratura do fragmento dentário.

Os clínicos sabem que os defeitos dos tecidos duros dentários com a mesma localização e lesão de um dente semelhante, a mesma profundidade de destruição dos tecidos têm muitas diferenças clínicas e, mais importante, requerem tácticas terapêuticas diferentes em pacientes que necessitam de próteses, com diferentes graus de atividade do processo patológico no organismo.

Foram propostos vários métodos para avaliar a predisposição para a destruição dos tecidos duros com base na avaliação do índice higiénico, na determinação do título de lactobacilos, nas propriedades da saliva mista, na solubilidade do esmalte pelo cálcio, na resistência ácida do esmalte, na taxa de remineralização e outros. A avaliação comparativa do seu valor prognóstico para a cárie mostrou uma vantagem prática significativa de três deles: teste de lactobacilos, métodos de avaliação clínica da remineralização do esmalte

(teste COSRE) e determinação da resistência estrutural-funcional do esmalte aos ácidos (SFKUE).

Na presença de um baixo índice de resistência do esmalte dentário, é aconselhável utilizar coroas completas aquando dos cuidados protéticos. Se o índice de resistência for elevado, podem ser utilizadas coroas parciais e inlays (micropróteses).

O médico deve decidir qual o desenho que deve ser utilizado nas próteses de coroas artificiais.

A conceção deve ser tão simples e conservadora quanto possível, mas satisfazer os requisitos físicos e mecânicos. Deve assegurar uma resposta normal dos tecidos e permitir uma higiene oral normal. Sempre que possível, deve melhorar a relação e a função oclusal e minimizar o stress periodontal.

A cooperação com o técnico dentário que vai fabricar a coroa pode facilitar a escolha do desenho para cada doente.

Em resumo, o desenvolvimento de um plano de tratamento requer uma avaliação objetiva de um certo número de itens descritos acima. Esta avaliação baseia-se num exame clínico.

O plano de tratamento ideal é aquele que proporciona uma melhoria da saúde oral com uma intervenção mínima, que melhor satisfaz as necessidades do paciente e que é financeiramente aceitável. Não tem necessariamente de ser o plano mais avançado ou clinicamente inovador.

O doente não deve ser levado a esperar resultados irrealistas do tratamento.

Indicações para coroas dentárias artificiais

A restauração da forma, função e aparência com coroas dentárias é efectuada quando outras restaurações (menos complexas) são contra-indicadas ou não têm o efeito desejado.

As indicações para as coroas dentárias artificiais são muito variadas. São utilizadas:

1) defeitos nos tecidos duros da coroa dentária causados por cáries, traumatismos, defeitos em forma de cunha, etc..,

2) Anomalias na forma dos dentes (dentes pontiagudos, microdentaduras, dentes fundidos, etc.) que criam uma desvantagem estética..,

3) descoloração dos dentes em caso de morte da polpa, fluorose, hipoplasia, etc.

4) Os dentes são cobertos com coroas para evitar uma maior erosão do esmalte e da dentina em caso de erosão patológica..,

5) para próteses de pontes em dentes de suporte,

6) para aumentar a altura da mordida e normalizar a oclusão,

7) para a fixação de diversos aparelhos terapêuticos e ortodônticos, que são utilizados apenas durante o período de tratamento (correção da posição dos dentes,

expansão da arcada dentária, formação de tecidos de suporte da prótese, etc.).

8) para fixação de grampos de próteses removíveis se o dente de suporte tiver uma forma insatisfatória, colo exposto, cavidade cariosa localizada na superfície vestibular, se for necessário criar locais na superfície mastigatória para sobrepor o grampo de suporte, bem como reforçar a parte fixa do acessório..,

9) Se houver necessidade de uma retificação significativa da coroa de um dente que tenha sobressaído ou se inclinado em direção ao defeito na dentição,

10) Para fixação de materiais medicinais por baixo, permitindo, por exemplo, estimular a formação de dentina de substituição,

11) A colocação de uma coroa artificial pode fazer parte do tratamento de restauração com implantes,

12) Substituição de coroas não bem sucedidas e expiradas (que não cumprem os requisitos clínicos),

13) dentes endodônticos,

14) corrigir a forma da arcada dentária e da mordida através do tratamento ortopédico desta patologia.

As coroas dentárias também são utilizadas para outras tarefas, mas têm indicações não médicas.

As coroas de polímero podem responder com êxito a estes desafios.

É de salientar que, ao utilizar coroas de qualquer desenho, o dente de suporte deve cumprir determinados requisitos e a mordida não deve impedir este tipo de tratamento dentário.

Para a colocação de coroas de alta qualidade, é necessário ter dentes "bons" - obturação de alta qualidade dos canais dentários, ausência ou pequenas alterações no periodonto apical, bem como a ausência completa de tecidos duros alterados que possam contribuir para uma maior destruição do dente.

As próteses com coroas artificiais estão contra-indicadas na presença de depósitos dentários, focos não tratados de inflamação crónica da periodontite marginal ou do ápice, bem como na presença de mobilidade dentária patológica de terceiro grau.

As contra-indicações absolutas são dentes intactos se não forem utilizados como ponto de apoio para outras estruturas protéticas.

A maioria dos autores, para além das indicações gerais, refere a existência de indicações para a utilização de desenhos específicos de coroas dentárias (estampadas, de porcelana, combinadas, etc.). Relacionam a sua utilização com o tipo de mordida, a altura da coroa clínica, a mobilidade do dente, a localização no maxilar, etc. A razão para tal é o facto de poderem partir ou não cimentar.

É difícil, com objetividade científica imparcial, na questão das indicações para a eliminação de defeitos dos tecidos duros dentários, comparar toda a informação controversa disponível em relação à medicina prática. No entanto, é evidente que é necessário clarificar todas as posições principais.

O desenho da coroa é escolhido individualmente em função da tarefa a realizar.

Na literatura especializada, não existe uma distinção clara na utilização de coroas, nomeadamente em função do material utilizado. É difícil estabelecer limites estritos entre as indicações para a utilização destas coroas.

O aumento das propriedades físicas e mecânicas dos novos materiais desenvolvidos para o fabrico de próteses dentárias fixas estéticas permite reduzir significativamente estas complicações. Por conseguinte, a utilização de materiais de restauração modernos não deve ser enfatizada atualmente quando se utilizam próteses específicas por material.

Na Alemanha, quando se coloca uma coroa num dente, o dentista só pode escolher entre três coroas possíveis: coroas totalmente fundidas, coroas totalmente fundidas com facetas e coroas de cerâmica.

Na Ucrânia, como em qualquer outro país da CEI, a escolha é atualmente muito mais ampla. Não há dúvida de que, com o tempo, se tornará mais restrita e, provavelmente, a escolha recairá sobre as três opções possíveis.

Deve ser sempre lembrado que a função, especialmente na área dos dentes laterais, é mais importante do que o efeito estético.

O planeamento do tratamento ortopédico é extremamente importante para um resultado bem sucedido.

O curso de tratamento, desenvolvido conjuntamente pelo dentista e pelo paciente, deve satisfazer as necessidades e expectativas do paciente, ter em conta todos os tipos de tratamento e ser determinado pelo nível profissional do dentista.

Uma abordagem centrada no paciente é ideal para determinar o desenho e o material da coroa, embora a opinião do paciente seja sempre subjectiva. Ao mesmo tempo, o dentista deve esforçar-se por convencer o doente da necessidade de próteses estéticas e altamente funcionais. A escolha da estrutura dentária e o tipo de financiamento do tratamento protético são, em grande medida, determinantes.

O doente deve necessariamente compreender porque é que precisa deste tratamento específico.

Próteses fixas de polímero

Existe um preconceito bem conhecido contra a utilização de polímeros em próteses fixas. A avaliação negativa do seu potencial baseia-se principalmente na experiência prática com acrilatos, especialmente para próteses temporárias feitas de polimetilacrilato.

Até há pouco tempo, entre os materiais que mais habilmente camuflavam as intervenções dentárias, a cerâmica era o mais preferido. Recentemente, no entanto, as facetas feitas de materiais compósitos tornaram-se cada vez mais populares devido às suas propriedades mais fisiológicas e mecânicas, relativa simplicidade de fabrico, facilidade de modelação e reparação, e estética e qualidade física e mecânica bastante competitivas em comparação com as metalo-cerâmicas.

Atualmente, os requisitos para os materiais dentários estão sujeitos a uma mudança constante. Critérios como a estética, a facilidade e rapidez de processamento, a eficácia clínica e o desempenho em termos de preço estão em primeiro plano.

Embora as estruturas dentárias fixas de cerâmica, metalo-cerâmica e metal-plástico tenham sido favorecidas recentemente por alguma razão, a utilização de coroas de polímero continua a desempenhar um papel importante na prática dentária protética quotidiana.

Atualmente, a vantagem das coroas de polímero é que a construção é mais leve, a resistência necessária está disponível, a toxicidade é mínima, uma vez que os materiais modernos têm uma boa biocompatibilidade. Outra vantagem importante para o médico é o facto de ser permeável aos raios X. Por conseguinte, é possível tirar uma radiografia do membro residual dos dentes em qualquer altura e detetar todas as alterações.

Os polímeros dentários para construções dentárias fixas têm grandes expectativas. Desde o início da sua utilização para este fim, ou seja, há mais de meio século, têm sido continuamente melhorados, absorvendo como uma esponja as melhores soluções científicas e as altas tecnologias dos mais diversos domínios da ciência, tanto fundamental como aplicada.

A simplicidade de fabrico destas próteses, a possibilidade de proporcionar o efeito clínico necessário e a melhoria constante das propriedades estéticas, físicas e mecânicas dos materiais poliméricos determinam a perspetiva de dominar a técnica de prótese por construções dentárias fixas poliméricas.

As estruturas fixas de polímero são próteses dentárias feitas de plástico, compósito e também de borracha. Dependendo do material da coroa utilizado, distinguem-se as coroas de plástico, de compósito e outras.

O termo prótese fixa de polímero é mais geral e mais amplo do que os outros.

As próteses de polímero podem ser consideradas como próteses que polimerizam o polímero durante o fabrico, ligando todas as cargas numa única unidade.

Desenhos de coroas em polímero

Todos os tipos de próteses dentárias têm as suas próprias vantagens e desvantagens objectivas e subjectivas.

Este facto pode explicar a utilização de diferentes desenhos de coroas de polímero.

A conceção das próteses de polímero é determinada pelo método de fabrico, pelos materiais utilizados e pela presença de elementos estruturais adicionais...

Os elementos estruturais adicionais permitem aumentar as propriedades estéticas, mecânicas e outras das coroas de polímero.

O desenho de uma coroa de polímero feita de uma marca de polímero é monolítico. Este desenho é o tipo de prótese dentária mais utilizado nos cuidados de saúde práticos na Ucrânia. Na literatura especializada para estes desenhos é normalmente usado o termo - polímero ou plástico, ou coroa de compósito. A designação de coroa de polímero monolítico é utilizada apenas nos trabalhos, quando são apresentados os dados de estudos comparativos com outros tipos de construções. Este desenho é monocromático (monocromático), tem, em regra, baixas propriedades mecânicas.

Quando as construções são feitas de diferentes graus de polímeros, a prótese dentária deve ser classificada como uma coroa de polímero combinado, tal como uma coroa feita de um dente artificial padrão e de plásticos auto-endurecedores.

Para aumentar a resistência, as coroas são feitas de um polímero com fibras adicionadas, como fibras de vidro. Estas coroas são designadas coroas reforçadas. O reforço da coroa pode ser do tipo tapete de vidro (reforço em todo o material) e reforço localizado (reforço na área oral ou no interior da coroa). Se for utilizada uma fibra que não se liga quimicamente ao polímero, o fluido oral penetra na interface fibra-polímero, resultando numa rápida descoloração da coroa. O reforço da estrutura é obtido através da utilização de uma nova tecnologia - tetris-vectris (empresa IVOCLAR).

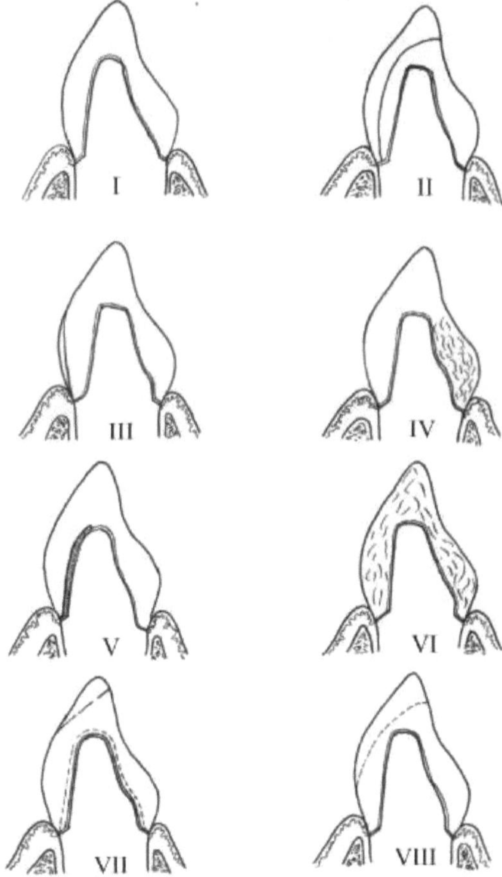

Figura 1.4. Tipos de coroas de polímero

I   . Coroa de polímero (monolítica).

II   . Coroa de polímeros combinados.

III Coroa de polímero multicolorida (coloração externa).

IV Coroa de polímero parcialmente reforçada.

V   . Coroa de polímero blindada.

VI Coroa de polímero reforçada (em toda a estrutura).

VII Coroa de polímero multicamada.

VIII Coroas de polímero multicoloridas (feitas de polímeros de cores diferentes).

Os requisitos estéticos são satisfeitos através da utilização de coroas de polímero multicoloridas. Isto é conseguido através da utilização de coroas feitas de polímeros de cores diferentes ou através da aplicação de corantes especiais na superfície vestibular.

Quando se utilizam coroas com ecrã, é possível variar a gama de cores devido ao ecrã de cor localizado na superfície interna da coroa.

As coroas de polímero podem ser fabricadas através da aplicação de material camada a camada, de acordo com o tipo de disposição do esmalte e da dentina. O resultado é uma coroa multicamada.

O desenvolvimento intensivo da ciência dos materiais dentários e da medicina dentária protética conduzirá certamente, num futuro próximo, ao aparecimento não só de novos materiais dentários, mas também de novos desenhos de coroas de polímero...

Doenças alérgicas em dentisteria protética durante a realização de próteses com próteses fixas de polímero.

Sabe-se que uma pequena percentagem da população é alérgica às resinas acrílicas. No entanto, o contacto direto com estes materiais deve ser minimizado para evitar o risco de uma reação alérgica.

A alergenização global da população aumentou significativamente. A idade e várias doenças concomitantes: trato gastrointestinal, sistema endócrino, sistema cardiovascular - enfraquecem significativamente as forças reactivas do corpo, contribuindo para a sua sensibilização. Neste contexto, a colocação de próteses fixas de polímero num doente pode sensibilizar o organismo e provocar o desenvolvimento de doenças alérgicas da cavidade oral. Esta situação é largamente agravada pelas próteses, cuja tecnologia recomendada é violada aquando da obtenção do polímero de polímero.

A questão da alergia a materiais poliméricos dentários é amplamente abordada no que respeita aos plásticos acrílicos para próteses removíveis.

Os factores etiológicos da alergia em próteses dentárias com materiais poliméricos são o monómero residual (a maioria dos autores considera-o o principal), os plastificantes, os estabilizadores, as cargas, os corantes, etc.

A questão da toxicidade das próteses acrílicas ainda é controversa, mas foi inequivocamente estabelecido que o monómero, ou mais precisamente, a sua quantidade determinará a toxicidade da prótese.

A relação dos diferentes tipos de anticorpos alérgicos neste caso é descrita de acordo com o esquema clássico de A.D. Ado (1970).

Os seguintes factores podem ser atribuídos a factores inespecíficos que contribuem para a penetração do hapteno ou do antigénio da cavidade oral, para o aumento da sua dose e, consequentemente, para o desenvolvimento da alergização do organismo durante a realização de próteses com próteses poliméricas fixas:

Periodontite marginal e periodontite resultante de um fabrico de coroas de polímero de má qualidade (cobertura frouxa do colo clínico do dente, imersão não fisiológica do bordo da coroa na bolsa gengival). Isto contribui para o afrouxamento da membrana mucosa, para o aumento da permeabilidade da parede vascular, o que, por sua vez, cria condições para a melhor penetração do hapteno ou do antigénio na corrente sanguínea.

Alterar o pH do fluido oral e gengival, por exemplo, na área de contacto interdental no lado ácido contribui para a destruição de estruturas plásticas. Neste caso, a libertação de gaonptenos e antigénios no fluido oral e na membrana mucosa aumenta.

Os processos de abrasão dos materiais dentários levam a um aumento do teor dos seus componentes na saliva, no suco gástrico, etc. O risco de sensibilização aumenta. O risco de sensibilização aumenta.

A gengivite alérgica causada pelo material polimérico das próteses dentárias fixas é predominantemente uma hipersensibilidade de tipo retardado (DTH) e tem o carácter de inflamação alérgica de contacto.

A gengivite alérgica é difícil de identificar pelo médico.

Na prática dos cuidados de saúde, os dentistas ortopedistas fazem diagnósticos como gengivite crónica, gengivite traumática e outros.

A variedade de diagnósticos em pessoas que usam próteses fixas deve-se, por um lado, ao desenvolvimento insuficiente de métodos de diagnóstico, por outro lado, à dificuldade de diagnóstico diferencial de estomatite e gengivite de génese diferente. Neste contexto, vamos debruçar-nos mais detalhadamente sobre a gengivite alérgica que ocorre durante a prótese com dentaduras fixas.

A gengivite alérgica com próteses fixas de polímero ocorre após 3-5 anos. A gengivite alérgica é precedida por um período de sensibilização assintomática.

Muito raramente, podem surgir queixas posteriores sob a forma de uma sensação de ardor constante na membrana mucosa e na zona do processo alveolar da gengiva e do processo alveolar. Por vezes, há ardor na língua, nas membranas mucosas das bochechas e nos lábios. O doente tem gengivite localizada, em alguns casos - periodontite e estomatite.

O diagnóstico diferencial só pode ser efectuado com base em métodos laboratoriais de diagnóstico de doenças alérgicas.

Um meio importante de prevenir as doenças alérgicas na prática da dentisteria protética em próteses fixas de polímero é identificar os doentes predispostos a elas (grupos de risco).

O grupo de alto risco inclui pessoas com doenças inflamatórias crónicas do trato gastrointestinal, doenças crónicas do sistema cardiovascular, doenças alérgicas e doenças das membranas mucosas orais. Devido a alterações na reatividade, estes grupos de doentes reagem principalmente aos materiais de prótese. Estes doentes podem ser incluídos no grupo que tem uma contraindicação relativa ao fabrico de próteses fixas de polímero.

Deve ser dada especial atenção aos aspectos higiénicos do trabalho com polímeros dentários (compósitos e materiais à base de resinas poliméricas).

A hipersensibilidade cutânea ou dermatite alérgica de contacto focal pode desenvolver-se nos dentistas quando expostos a materiais utilizados na prática clínica diária. Esses materiais incluem, por exemplo, resinas acrílicas, látex (luvas de látex), produtos químicos utilizados em radiografia e soluções desinfectantes. As mãos, especialmente as pontas dos dedos, são as mais frequentemente afectadas.

O GEMA, o BisGMA e outras resinas acrílicas são altamente sensibilizantes.

Em particular, deve ser evitado o contacto com a resina não curada.

A exposição do pessoal de enfermagem a estes materiais pode ser evitada através da utilização de técnicas sem contacto ou da utilização de luvas.

A técnica sem contacto deve ser amplamente implementada no fabrico de próteses pelo técnico de prótese dentária. Assim, a prática da odontologia protética começa agora a abandonar os materiais com um monómero puro (sistema pó-líquido) no fabrico de próteses fixas.

As luvas médicas não fornecem, de facto, proteção suficiente contra o polímero não curado. Por exemplo, são necessários apenas 5-10 minutos para que os GEMAs penetrem nas luvas de látex ou de vinil e reajam com a pele. Ao fazê-lo, ficam infectadas, colocando a pele da mão em contacto com microrganismos orais. Por conseguinte, as luvas devem ser substituídas em caso de qualquer contaminação com polímero.

Em caso de contacto acidental destes materiais dentários com os olhos ou de contacto prolongado com a mucosa oral, a zona de contacto deve ser imediatamente lavada com água abundante e deve ser efectuado um tratamento profilático.

Capítulo II

FUNDAMENTOS DA CIÊNCIA DOS MATERIAIS PARA O FABRICO DE PRÓTESES FIXAS FEITAS DE MATERIAIS POLIMÉRICOS

Inicialmente, desde a antiguidade, a madeira, os ossos e os dentes de animais, bem como os minerais e os metais, eram utilizados para substituir as dentaduras perdidas e os defeitos dos tecidos duros dos dentes.

Um grande salto qualitativo foi a utilização da porcelana por Dushatou em 1774 para o fabrico de próteses removíveis, que depois vários especialistas começaram a utilizar com sucesso para próteses fixas. Este grupo de materiais (não poliméricos) continua a ser muito utilizado atualmente.

A fase seguinte importante no desenvolvimento da ciência dos materiais dentários foi a utilização de materiais poliméricos - borracha natural (1848). A adição de corantes e cargas tornou possível obter um material de cor quase branca. Foi utilizado para o fabrico de coroas e facetas de pontes.

O sucesso significativo no desenvolvimento da ciência dos materiais dentários ocorreu no final dos anos 30 do século XX, quando foram obtidos polímeros acrílicos e foram desenvolvidas tecnologias e materiais para produzir próteses dentárias a partir deles.

As desvantagens mais básicas da sua aplicação foram reveladas quase nos primeiros anos da sua aplicação.

O aperfeiçoamento constante dos materiais e da tecnologia de fabrico de próteses de polímero é efectuado com base nos resultados da química, da física e de outras ciências fundamentais.

Atualmente, as próteses dentárias poliméricas são materiais de composição química complexa, possuindo uma resistência satisfatória, higiene e proporcionando o efeito estético necessário.

A utilização de materiais poliméricos na prática da prótese dentária na maioria dos países do mundo é necessariamente realizada após a sua inspeção sanitária e higiénica minuciosa da autorização do Ministério da Saúde ou de outra instituição estatal, como o Ministério da Saúde.

Os materiais dentários de produção estrangeira são submetidos a testes de certificação obrigatórios, garantindo a segurança e a eficácia da sua aplicação em instituições dentárias.

Em alguns países, os requisitos para os materiais dentários são regulados por normas nacionais, por exemplo, a American Dental Association (ADA) ou especificações técnicas (TS), que estão prestes a ser introduzidas pela norma estatal.

O sistema de normas internacionais ISO para materiais dentários é reunido pelo Comité Técnico (TC) 106 - Medicina Dentária.

Os produtos dentários de acordo com estes parâmetros são rotulados na embalagem (Fig.2.1).

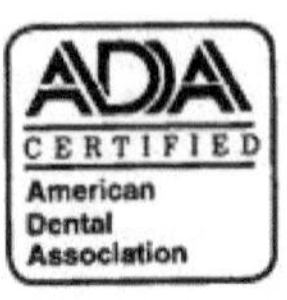

ISO 9001
CERTIFIED
FIRM

Fig.2.1 Amostras de marcações nas embalagens de materiais dentários normalizados e certificados

Os materiais poliméricos para o fabrico laboratorial de coroas permanentes ou revestimentos de pontes (metal/compósito) estão regulamentados na norma ISO 10477. Não especifica requisitos para os parâmetros de energia, gama espetral e tempo de exposição da fonte de luz necessária para a polimerização. Não existem requisitos para as massas de primário em termos de adesão ao metal, embora estas massas estejam incluídas no âmbito desta norma. Isto deve-se ao facto de existir um grande número de ligas dentárias.

As exigências de qualidade e a expansão das possibilidades de aplicação dos materiais estomatológicos estão a aumentar constantemente. Para investigar novos materiais, são utilizados vários métodos de custo elevado. Um pré-requisito para responder às questões complexas da ciência dos materiais são os métodos analíticos para a investigação de materiais dentários, de modo a determinar as suas propriedades precipitantes.

Foram delineadas as seguintes direcções principais de investigação e desenvolvimento de materiais poliméricos para próteses fixas:

1) melhoria das propriedades físicas e mecânicas;

2) criação de materiais de construção que não estejam sujeitos a turvação e branqueamento (aumento da resistência da cor));

3) melhoramento dos sistemas de polimerização redox, de vulcanização e de fotopolimerização que permitem uma reticulação mais profunda do polímero;

4)-estudos sobre a redução do nível de tensões residuais e do monómero na estrutura do polímero obtido;

5) maior aderência aos materiais de reforço;

6) criando composições altamente preenchidas.

A alteração dirigida das propriedades dos polímeros dentários é possível devido à utilização de copolimerização, plastificação, reticulação, desenvolvimento de novos copolímeros monoméricos, dopagem e transformações intramoleculares, bem como devido à sua combinação.

O aperfeiçoamento dos plásticos de polímeros dentários levou a que os materiais atualmente utilizados percam as propriedades dos termoplásticos e adquiram as propriedades dos plásticos reactivos.

Juntamente com a procura contínua de novos polímeros para a odontologia protética, a investigação para melhorar a tecnologia da sua utilização no fabrico de próteses dentárias a partir de materiais existentes está a ser realizada com bastante sucesso. Permite receber próteses de maior qualidade.

Dependendo da forma de processamento no laboratório dentário, os materiais poliméricos para o fabrico de coroas dentárias removíveis em polímero são diferenciados (categorizados por):

- termoendurecível);
- auto-endurecimento (polimerização química);
- fotopolimerização;
- termoplástico reversível.

Muitos materiais dentários requerem uma fonte de energia externa para a polimerização. Isto pode ser conseguido através de:

- energia térmica;
- energia de micro-ondas;
- energia luminosa;
- energia ultra-sónica.

A água é utilizada como ligação entre a fonte de energia externa e o polimerizado "polimerização em condições húmidas" e o ar - "polimerização em condições secas".

De acordo com a forma de libertação de mercadorias pelas empresas e fábricas que produzem materiais dentários, os materiais poliméricos são os seguintes

1　Plásticos pó-líquido;
2　Plásticos do tipo gel;
3　Plásticos termoplásticos moldados por injeção;
4　Colar plásticos;
5　Pasta e líquido.

Os materiais utilizados para as construções fixas em polímero estão sujeitos a uma série de requisitos que diferem dos materiais de base. Assim, os materiais poliméricos para o fabrico de estruturas protésicas fixas requerem uma maior rigidez e resistência ao desgaste do que os materiais para a base de próteses removíveis e, além disso, devem assegurar uma adaptação marginal perfeita. Os materiais utilizados para coroas e pontes provisórias devem garantir a impermeabilidade de líquidos e alimentos aos tecidos protegidos e impedir a deslocação dos dentes até ao fabrico da estrutura definitiva. Uma vez que desempenham um papel temporário, as propriedades mecânicas dos materiais podem não ser tão elevadas como as das estruturas definitivas.

Nos materiais dentários, para proporcionar estas propriedades, são introduzidos determinados agentes de enchimento, plastificantes, estabilizadores, corantes, agentes reticulantes e agentes antimicrobianos, que são bem misturados no polímero para formar uma composição homogénea e proporcionar estabilidade de estas propriedades.

Alguns conceitos de materiais devem ser clarificados quando se descrevem próteses feitas de materiais poliméricos.

Os polímeros são substâncias cujas moléculas (macromoléculas) são constituídas por um grande número de ligações repetidas. O termo "polímeros" foi introduzido por I.J. Berilius em 1833. De acordo com a sua origem, os polímeros dividem-se em naturais (por exemplo, borracha natural) e sintéticos (por exemplo, polietileno, acrilatos, poliamidas, resinas epóxidas), obtidos por métodos de polimerização e policondensação.

A policondensação é um método de síntese de polímeros em que a interação de monómeros e (ou) oligómeros é normalmente acompanhada pela libertação de compostos de baixo peso molecular, tais como água ou álcool. Por esta razão, este método de síntese não é utilizado na prática da medicina dentária para o fabrico de estruturas de próteses dentárias.

A polimerização é um método de síntese de polímeros em que a interação de monómeros e (ou) oligómeros não é acompanhada pela libertação de compostos de baixo peso molecular. Este método é utilizado para produzir estruturas dentárias a partir de poliacrilatos, borrachas e respectivos copolímeros.

Os materiais poliméricos são vários polímeros utilizados para fabricar algo. Os materiais poliméricos são: plásticos, fibras químicas, borracha, borrachas, adesivos, tintas e vernizes. Na prática da medicina dentária ortopédica, são utilizados como materiais básicos e auxiliares.

Os polímeros obtidos por polimerização de diferentes monómeros com propriedades iniciais são designados por copolímeros. Os materiais copoliméricos à base de acrilatos, policarbonatos e epóxi são amplamente utilizados na prática da medicina dentária ortopédica.

Material sintético [grego: synthetikos - baseado na síntese] - obtido como resultado de uma síntese. Síntese [grego: synthesis - compostos, combinações, composições] em química - obtenção de compostos químicos complexos a partir de outros mais simples ou obtenção de compostos diretamente a partir de elementos.

Sintéticos - materiais sintéticos, bem como produtos feitos a partir deles.

Massas plásticas (materiais) obtidas a partir de compostos naturais ou artificiais - polímeros, formadas por aquecimento e sob pressão, mantendo a forma que lhes é dada posteriormente.

Plástico - abreviatura de plástico. Produtos de plástico em medicina dentária - coroas de plástico, pontes, etc. As massas plásticas são polímeros, representando um grande grupo de compostos de elevado peso molecular obtidos quimicamente a partir de materiais naturais ou sintetizados a partir de compostos de baixo peso molecular.

Os materiais compósitos são materiais formados pela combinação volumétrica de componentes quimicamente dissimilares com uma interface clara entre eles. São caracterizados por propriedades que não possuem nenhum dos componentes considerados separadamente. Em termos de resistência, rigidez e várias outras propriedades, os materiais compósitos superam os materiais estruturais comuns a partir dos quais são obtidos.

Os compósitos modernos são uma mistura de plásticos e cargas inorgânicas, cuja caraterística é determinada pelo tamanho das partículas, pelos métodos de fabrico e pela forma como a carga é obtida.

Para as próteses dentárias fixas metal-plásticas, existem atualmente conjuntos de materiais com propriedades funcionais e estéticas satisfatórias, baseados em compósitos micro-híbridos de polimerização a quente (termo) e à luz.

Os materiais compósitos têm sido utilizados na prática dentária de restaurações desde que a empresa ZM ofereceu pela primeira vez materiais compósitos ao mercado dentário em 1964. Os primeiros compósitos tinham um mecanismo de polimerização química. Em medicina dentária, os materiais compósitos são materiais formados com base num aduto de bisfenol A e metacrilato de glicidilo (abreviado como aduto Bis-GMA - "BIS-GMA") e uma carga inorgânica especialmente tratada com agentes activos de superfície numa proporção de peso de pelo menos 50%.

Já no início dos anos 70, foram efectuados vários estudos que confirmaram a excelente aceitabilidade do diacrilato para materiais poliméricos dentários. Com base nestes estudos, foram propostos fotopolímeros dentários do tipo querómero (polímero optimizado para cerâmica baseado em compósitos micro-híbridos). Já foram testados clinicamente, caracterizam-se por uma elevada resistência ao desgaste, uma adaptação marginal perfeita e retenção da cor.

São também utilizadas outras resinas - TEGDMA (dime-talcrilato de três "etilenoglicóis").

A alta concentração do componente de baixo peso molecular TEGDMA tornou possível criar um sistema com as seguintes vantagens:

- o elevado número resultante de ligações duplas por unidade de peso numa base flexível proporcionou a oportunidade de uma elevada conversão de ligações duplas durante a polimerização;
- a baixa viscosidade da resina permite obter um teor de carga mais elevado do que apenas com o BIS-GMA;
- a elevada proporção de ligações cruzadas e moléculas compactas cria uma matriz de resina muito forte...

No entanto, deve ter-se em conta que, neste caso, o baixo peso molecular, a formação de ligações duplas cria um elevado grau de ligações transversais, o que conduz a um material rígido e inelástico com um grau de contração relativamente elevado.

Estes materiais destinam-se também a ser utilizados em laboratórios dentários para o fabrico de incrustações, coroas e pontes de polímero, bem como para revestimentos de estruturas dentárias fixas de metal-polímero. Atualmente, pertencem a materiais revolucionários e as tecnologias correspondentes abrem novas oportunidades sem precedentes no fabrico de estruturas fixas de polímero. No entanto, atualmente são produzidos apenas por empresas dentárias líderes em países estrangeiros.

O Ceramer é um polímero altamente preenchido com carga cerâmica (até 80%)

processado por silanização numa matriz orgânica. O resultado é um material que é processado como um polímero e as suas propriedades são próximas das da cerâmica. Materiais fotopolimerizáveis em pasta do grupo dos ceramers - Targis, Vectris (Ivoclar, Liechtenstein).

Ormoker é um novo conceito de materiais dentários. Os primeiros representantes desta nova classe de compostos foram sintetizados com sucesso no início dos anos 80 por H. Schmidt e um grupo de colaboradores. Caracterizavam-se pela sua capacidade de alterar as propriedades do material de forma direcional, atraindo assim o interesse crescente dos investigadores no campo do desenvolvimento da ciência dos materiais. Este material dentário é uma combinação de uma matriz sintetizada (Instituto de Investigação Fraunhof, Wurzburg) e uma carga baseada em cerâmica organicamente modificada.

O Ormoker utiliza cerâmicas modificadas organicamente. O Or-mocker é um material híbrido polimérico orgânico/inorgânico. A sua caraterística distintiva é uma rede inorgânica de siloxano, modificada direccionalmente pela silamação de grupos orgânicos. O seu fabrico é realizado como resultado do processo Sol-Gel. O ponto de partida é um tipo especial de composto, o alcoxisilano com grupos polimerizados. Devido à estrutura original das substâncias inorgânicas que constituem a rede de siloxano, estas são fundamentalmente diferentes das moléculas matriciais até agora conhecidas dos compósitos dentários, tais como o dimetacrilato de trietilenoglicol (TEGDMA), o metacrilato de bisfenol A-diglicidilo (bis-GMA) e o uretandimetacrilato (UDMA). A formação da cadeia inorgânica a partir das moléculas ocorre por hidrólise e policondensação dos grupos $Si(OR)_3$. Os polissiloxanos com grupos polimerizados são formados a partir do silano.

A matriz de polissiloxano é inicialmente um líquido polimérico. Subsequentemente, adicionando-lhe vários agentes de enchimento, obtém-se um material semelhante a uma pasta.

A síntese da rede de matriz polimérica inorgânica tem lugar num reator técnico e não na cavidade dentária ou no laboratório de prótese dentária. Uma vasta gama de condições de síntese na fase do reator químico, em vez da polimerização convencional de moléculas orgânicas individuais nas condições "suaves" da cavidade oral, serve para obter as propriedades desejadas. A caraterística da construção desta matriz é a combinação de ligações estruturais de polisiloxano com grupos de metacrilato fotopolimerizados ligados covalentemente a moléculas de silicone. Neste caso, a matriz é multifuncional, em contraste com os metacrilatos difuncionais utilizados até à data. Como resultado da fotopolimerização de materiais dentários poliméricos modernos, forma-se uma rede orgânico-inorgânica (polímero ligado) que, de acordo com as suas propriedades, ocupa uma posição intermédia entre a rede clássica de silicatos inorgânicos, por um lado, e os polímeros orgânicos, por outro. A mudança estrutural resultante - vidro ou cerâmica - permite-nos chamar à estrutura obtida "cerâmica orgânica".

A diferença na construção da matriz resulta em propriedades diferentes entre os compósitos convencionais e os materiais poliméricos.

Os materiais dentários poliméricos continuam a passar por um período de mudança revolucionária devido à influência mútua de uma série de factores, incluindo os seguintes:

- a vontade de utilizar novos materiais por parte dos dentistas e dos técnicos de prótese dentária;

- aspiração dos químicos a aplicar os seus desenvolvimentos em diversos sectores da economia nacional;

- a impossibilidade de obter restaurações fiáveis a longo prazo e estéticas em todos os casos com os materiais existentes;

- esforços dos fabricantes de materiais dentários para otimizar as propriedades que são mais importantes para os dentistas;

- uma melhor compreensão da natureza das exigências relativas às propriedades dos materiais e tecidos dentários;

- exigências crescentes dos pacientes.

Há que ter em conta que os cientistas se dedicaram tanto a si próprios que não vêem nenhum fenómeno como um todo, incluindo a sua própria investigação, e que o progresso da ciência é inversamente proporcional ao número de revistas publicadas, que são muitas na área da medicina dentária, e ao número de materiais oferecidos pelas diferentes empresas.

Os fundos serão investidos na pesquisa e desenvolvimento de novos materiais poliméricos até que excedam o valor das perdas decorrentes de erros e complicações inevitáveis na sua utilização, ou até que exista uma possibilidade de super-lucros para todos os participantes supramencionados a partir do desenvolvimento conhecido.

Por isso, deve ter-se sempre em conta que a introdução de novos materiais traz novos problemas. Por conseguinte, a introdução de novos materiais e sistemas de polimerização na prática da medicina dentária não deve ser efectuada de forma precipitada e desnecessária.

***

Os polímeros obtidos por polimerização de diferentes monómeros com propriedades iniciais são designados por copolímeros. Na prática da medicina dentária protética, os materiais poliméricos à base de acrilatos, policarbonatos e compósitos são amplamente utilizados.

Os plásticos termoactivos para o fabrico de próteses fixas são amplamente utilizados (aplicados) hoje em dia no território da antiga URSS. Para este fim, são utilizados principalmente os diferentes plásticos "Sinma", produzidos atualmente pela JSC "Stoma" (Kharkov, Ucrânia).

O Sinma-74 é um co-polímero acrílico contendo flúor do tipo pó-líquido de cura a quente. O plástico tem uma resistência aumentada (suficiente) e uma boa elasticidade, bem como o efeito fluorescente inerente aos dentes naturais. No entanto, quando o reforço é utilizado nas partes mais finas da prótese, a camada de plástico deve ter, pelo menos, 1 mm de espessura.

O plástico Sinma-74 está disponível em dez cores e uma cor: (4, 6, 8, 10, 12, 14, 16, 19, 20 e 24) e concentrados de corantes. A tecnologia de utilização do plástico prevê apenas a embalagem (moldagem) numa cuvete.

O Sinma-M é utilizado em medicina dentária ortopédica para o fabrico de coroas de plástico e revestimento de próteses dentárias fixas (estampadas, soldadas e moldes sólidos).

O plástico Sinma-M, ao contrário do Sinma-74, proporciona elevadas propriedades estéticas das próteses dentárias devido à possibilidade de modelação camada a camada da prótese com massas de cores diferentes.

O plástico Sinma-M pode ser utilizado através dos seguintes métodos:

1) método de modelação da faceta diretamente no modelo de gesso ou na estrutura metálica da prótese com subsequente polimerização num polimerizador automático sob pressão.

2) embalagem da cuvete.

Em ambos os casos, o tratamento térmico é essencial para a polimerização do Sinma-M.

O Sinma-M é um plástico acrílico de cura a quente do tipo pó-líquido. O pó é um copolímero de flúor enxertado em suspensão; o líquido é uma mistura de monómeros acrílicos e oligómeros. Devido à presença do oligómero no Sinma-M, o tempo de viabilidade da massa no estado plástico é aumentado, o que permite modelar o revestimento diretamente a partir do plástico, aplicá-lo e distribuí-lo uniformemente.

O kit Synma-M contém:

pó de dentina em 8 cores (6, 10, 12, 14, 16, 19, 20, 24), pó de esmalte em 2 cores e concentrados de corantes.

Cada pó do conjunto Cinma corresponde a um dos números da coloração dentária unificada. Se necessário, para obter uma cor com uma tonalidade mais espessa, adicionar ao pó de base uma pequena quantidade de concentrado da cor desejada (aproximadamente 0,3 g por 5 g de pó de base) e misturar bem.

A cor do plástico pode ser facilmente variada, utilizando o esquema de correspondência de cores desenvolvido para o plástico acrílico AKR para pontes. Ao misturar pós de cores diferentes na quantidade necessária, de acordo com o esquema, é possível obter qualquer tonalidade de cor branca, muito próxima da cor do dente natural. Além disso, a mistura dos restantes pós do conjunto de acordo com este esquema permite obter materiais com cores mais populares, ou seja, utilizar racionalmente (economicamente) todo o conjunto de plástico Sinma (Fig. 2.2.).

Atualmente, existe uma pequena escolha de materiais poliméricos termoendurecíveis semelhantes do tipo pó-líquido, produzidos nos países da CEI, no mercado dos países da CEI.

O fabrico de próteses a partir de materiais dentários termoendurecíveis exige um cumprimento rigoroso da tecnologia, em particular dos regimes de polimerização e de arrefecimento. A não observância dos modos tecnológicos leva à formação de poros no polimerizado, à ocorrência de deformação da prótese devido a tensões internas e à presença de uma quantidade significativa de monómero residual na estrutura fabricada. Há também um desvio significativo da superfície das amostras de plástico em relação à planicidade. Isto leva a uma incompatibilidade entre a superfície do produto e o modelo de gesso e, em última análise, à inexatidão da estrutura dentária. Verifica-se também um aumento significativo da rugosidade nas áreas com maior desvio do plano.

Os polímeros autopolimerizáveis são materiais dentários dos tipos pó-líquido e pasta-pasta que polimerizam sem aquecimento externo (polimerização química com um ativador-catalisador). O termo polímero de polimerização a frio é também utilizado para estes polímeros. Adquirem esta propriedade através da adição de um ativador ao seu pó, que é ativo à temperatura ambiente ou oral (o sistema pó-líquido torna-se um sólido). Nos materiais do tipo pasta-pasta, o catalisador é colocado num e o monómero no outro (em quê?), o sistema passa a sólido quando misturado. A reação de polimerização é exotérmica - acompanhada por um aumento de temperatura.

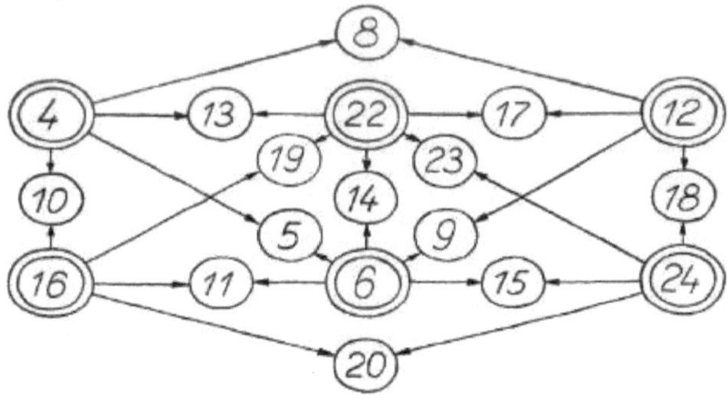

Cor №8+Cor №20=Cor №14 $(\frac{8+20}{2}=14)$

Cor №6+Cor №12+Cor №24=Cor №14 $(\frac{6+12+24}{3}=14)$

Cor №12+ Cor №16= Cor №14 $(\frac{12+16}{2}=14)$

Fig.2.2 Esquema de seleção de cores para próteses fixas feitas de polímeros. (Coloração dentária unificada da JSC "Stoma" Kharkov, Ucrânia).

As condições de polimerização não afectam significativamente a resistência do plástico acrílico, embora as amostras expostas à pressão do ar e da água apresentem alterações dimensionais menos significativas em comparação com as amostras polimerizadas noutras condições. Estes dados são de interesse para os profissionais porque a qualidade da prótese e o efeito final da prótese dependem em grande medida da estabilidade dimensional e do ajuste do material.

A utilização de plásticos auto-endurecedores tornou possível alargar as indicações para a utilização de coroas feitas de materiais poliméricos, especialmente em próteses temporárias.

Na prática da medicina dentária ortopédica, para estes fins são amplamente utilizados materiais de enchimento auto-endurecedores, que podem ser utilizados no fabrico de coroas.

O acrilóxido é um plástico auto-endurecedor à base de resinas acrílicas e epoxídicas do tipo pó-líquido. De acordo com as instruções, o acriloxido é utilizado na prática ortopédica:

- Para o fabrico numa só fase de coroas de plástico e dentes postiços;
- Para a restauração de coroas de plástico, dente postiço e superfície desgastada do revestimento de uma coroa combinada;
- Para a restauração da superfície de mastigação dos dentes e o seu aumento em próteses de placa removíveis e aparelhos.

O acrilóxido tem boa plasticidade, as estruturas dentárias feitas com ele podem ser facilmente processadas e polidas, adquirindo brilho e "vivacidade". O acriloxido não tem fase de "areia", o que permite a sua utilização imediatamente após a mistura do pó e do líquido. O kit Acryloxy contém pó de três cores (#10, 12 e 16).

Carbodent é um material de obturação composto à base de copolímeros acrílicos e resinas epóxi.

O material contém um material de enchimento ativo - quartzo fundido processado termoquimicamente. A quantidade óptima selecionada de carga reduz significativamente a absorção de água, a alteração de volume e o coeficiente de expansão térmica do material e, ao mesmo tempo, permite um processamento e polimento rápidos e fáceis.

O plástico Carbodent é caracterizado por uma resistência à cor bastante elevada devido à introdução de um anti-estratificante no material. O material foi concebido para restaurar a forma anatómica dos dentes durante a obturação e a prótese.

O kit Carbodent contém um conjunto de pós de seis cores (n.º 0, 6, 12, 16, 19) e um líquido. Os números de pó n° 6, n° 10, n° 12, n° 16 e n° 19 aproximam-se na cor dos números de coloração correspondentes da coloração dentária unificada. O pó n.º 0 é translúcido e pode ser utilizado como complemento da cor de base para a tornar mais transparente ou como pó de esmalte.

Na prática dos cuidados de saúde em próteses de polímeros, os plásticos auto-endurecedores são amplamente utilizados, principalmente para selagem (correção) da superfície interna da coroa e fabrico de próteses provisórias.

Quando se utilizam plásticos termoactivos e auto-endurecedores do tipo monómero em pó, é necessário ter em conta as fases da sua polimerização para compreender uma série de subtilezas tecnológicas que asseguram a qualidade necessária das próteses. Distinguem-se as seguintes fases:

1. Areia (granulado);
2. Fios (viscosos - pegajosos):
- único,
- múltiplo;
3. Com massa;
4. Tipo borracha;
5. Sólido.

A areia, o filamento e a massa são considerados como o processo de inchaço do polímero.

No primeiro momento da mistura do pó de polímero com o líquido monomérico, forma-se um sistema semelhante a areia molhada. Após algum tempo, cuja duração depende da temperatura, do peso molecular, do polímero, da dispersão do pó e da presença de plastificante, o sistema transforma-se numa massa pegajosa, que se cola às paredes e à espátula, bem como aos dedos que puxam os fios. Passado algum tempo, a aderência da massa perde-se. Forma-se uma massa macia e pastosa, que é facilmente moldada e adquire permanentemente uma consistência viscosa semelhante à da borracha. Passado algum tempo, a massa endurece.

O sistema de pasta-pasta de polimerização a frio destina-se principalmente ao fabrico de coroas e pontes provisórias, bem como de inlays e onlays. As composições modernas permitem a implementação de uma nova tecnologia de polimerização em duas fases. Em primeiro lugar, a estrutura adquire uma densidade de aproximadamente 50 MPa, o que significa que tem excelentes qualidades para o processamento de materiais, especialmente para a retificação. Após alguns minutos, inicia-se a segunda fase. Obtém-se uma dureza final particularmente elevada, como nos compósitos, e uma grande elasticidade. Como resultado, os produtos são facilmente adaptáveis e podem suportar cargas pesadas. Estes materiais estão disponíveis em seringas (misturados à mão) e em práticos cartuchos. Os materiais polimerizam mesmo a temperaturas muito baixas e não requerem qualquer hardware.

Os materiais dentários fotopolimerizáveis (fotopolimerizáveis) curados por luz são os mais avançados tecnologicamente, mas são caros em comparação com outros polímeros e requerem equipamento dispendioso. Podem também ser utilizados para o fabrico de próteses fixas utilizando o método sem moldura.

O Artglass é um material compósito fotopolimerizável em forma de pasta (Heraus Kulzer, Alemanha).

SB Spectrazyme (Iveclar, Liechtenstein) - material de revestimento de plástico fotopolimerizável.

Evicrol C+B - material compósito de microfilme fotopolimerizável (empresa "Siofa Dental", República Checa), recomendado pelo fabricante para próteses fixas e respectivas restaurações (pode ser colocado diretamente na cavidade oral).

Os materiais **Elcebond CCV** e Dialog da Schutz-Demgil (Alemanha), **Durogal** da Galenika (Jugoslávia) e **Thermoresin II** LCi da JC (Japão) também podem ser utilizados para o fabrico de coroas de polímero.

Os conjuntos de fotopolimerização de materiais dentários para o fabrico de teses dentárias fixas devem estar equipados com:

O Opacer é uma massa de um ou dois componentes (pó/líquido) concebida principalmente para colar compósito a metal através de um sistema de ligação e para selecionar (silenciar) a cor do metal. (Um kit inclui normalmente 6 a 18 tonalidades de cor). Considera-se que é utilizado apenas no fabrico de construções metal-polímero. No entanto, no caso do fabrico de estruturas fixas pelo método sem moldura, o Opaker é utilizado como uma tela em áreas de desbaste para evitar que o material de fixação apareça.

Cervical - uma tonalidade escura-intensa que imita o colo de um dente; (1-6 tons de castanho).

Pasta de base - uma pasta de cor fraca concebida para equilibrar as alterações de cor devidas às diferenças de espessura entre as partes individuais da prótese.

Massa de esmalte (Enemel) - esmalte dentário correspondente em transparência e escala de cores (6-18 tonalidades de cor).

Dentina (Dentin, Bodi Com-posit) - massa da mesma tonalidade que o esmalte, mas menos transparente (6-18 tonalidades de cor).

Massa gengival - utilizada para modelar o corpo da ponte, as papilas interdentais e as áreas gengivais.

Massa translúcida (Incisal) - para criar um padrão de cor na área interproximal incisal (1-3 tonalidades).

Massa transparente (Cuspal) - revestimento exterior transparente ou camada intermédia transparente entre camadas de outras massas.

Corantes - pigmentos de cor intensa que permitem obter características de cor individuais da prótese (fissuras no esmalte, áreas descalcificadas) (7-12 cores).

Além disso, o kit inclui normalmente:

Fluido de modelação - utilizado em várias aplicações:

- para ferramentas de humedecimento, uma vez que elimina a aderência da pasta à ferramenta;
- para restaurar a camada inibida, caso esta esteja partida ou em falta;
- corante mais fino.

Líquido isolante (verniz) - para isolar os modelos de maxilas das massas compostas.

Verniz de proteção (gel) - evita a formação de uma camada inibida (isola do oxigénio do ar), é aplicado na fase de fotopolimerização final do trabalho, antes do polimento. É depois lavado ou apagado.

Alguns materiais compósitos utilizados em próteses dentárias requerem um tratamento térmico adicional após a fotopolimerização para atingir a resistência necessária. O tratamento térmico é normalmente efectuado a uma temperatura de cerca de 100°C durante 10-20 minutos.

A utilização de tais materiais deve ser tratada com um certo grau de cautela. O sistema de fotopolimerização utilizado não fornece a qualidade necessária, o que também é reconhecido pelos criadores, uma vez que recomendam uma termopolimerização adicional para o material. O efeito da temperatura neste caso leva a tensões na estrutura dentária do polímero, especialmente na interface metal-polímero e no reforço.

Nos últimos anos, foram desenvolvidos muitos materiais para o fabrico de próteses fixas de polímero. As coroas feitas com estes materiais têm propriedades estéticas mais elevadas. Ao mesmo tempo, muitos deles têm desvantagens como a baixa resistência à fratura na ausência de uma estrutura, bem como dificuldades técnicas e complicações no fabrico de estruturas poliméricas multicamadas. As propriedades de resistência de tais coroas podem ser reflectidas com maior precisão pelo termo "resistência aparente".

Atualmente, nas próteses estéticas, são utilizados principalmente revestimentos de cerâmica ou compósito. Ambos os tipos de materiais têm as suas vantagens e desvantagens, tanto para os técnicos como para os clínicos. No entanto, recentemente, as facetas de compósito tornaram-se cada vez mais comuns no estrangeiro devido às suas propriedades mecânicas mais fisiológicas, relativa facilidade de fabrico, facilidade de modelação e restauração com uma qualidade estética e mecânica bastante competitiva.

É de salientar que, em comparação com a cerâmica, a dureza e outros parâmetros mecânicos dos materiais de revestimento compósitos são muito mais semelhantes aos dos tecidos duros dos dentes. Isto reduz drasticamente fenómenos indesejáveis como a abrasão dos dentes antagonistas e o seu afrouxamento, que é caraterístico de cerâmicas excessivamente duras e pesadas. Apesar disso, a maioria dos médicos ortopedistas tem uma forte opinião sobre a "inferioridade" dos materiais compósitos em comparação com as cerâmicas metálicas.

Entre os compósitos de revestimento produzidos no estrangeiro, os materiais reflectores representam uma grande parte. A utilização de materiais de revestimento termicamente curados está a diminuir. A razão para tal deve-se principalmente à deslocação natural da nova tecnologia pela anterior, ao desenvolvimento de materiais de restauração fotopolimerizados, bem como à eliminação de defeitos associados ao aquecimento do material na nova tecnologia (aumento da porosidade do material durante o aquecimento, bem como o aparecimento de tensões na interface polímero-metal devido à contração e à diferença nos seus coeficientes de expansão térmica).

Para competir com sucesso com os compósitos cerâmicos, aplicam-se-lhes os seguintes requisitos básicos:

- resistência, polibilidade, absorção de água, solubilidade - devem estar em conformidade com a norma ISO 10477;
- a adesão do material a qualquer liga dentária deve ser assegurada, devendo a ligação ser efectuada, de preferência, sem a utilização de pérolas de retenção e de fechos na estrutura metálica;

- a intensidade da mão de obra e o custo do revestimento devem ser inferiores aos de um trabalho metalo-cerâmico semelhante.

Os materiais dentários poliméricos, como quaisquer outros materiais, têm um prazo de validade. Este facto decorre, naturalmente, da primeira lei de Chisholm, segundo a qual tudo o que se pode estragar estraga-se. Mas, em medicina, deve ter-se sempre em conta o facto de que tudo o que não se pode estragar, também se estraga.

Ao trabalhar com polímeros dentários, especialmente no caso das novas tecnologias, há problemas que, se outras coisas não ajudarem, deve finalmente ler as instruções. Se não compreender uma palavra num contexto técnico nas instruções de utilização do material, não lhe preste atenção. A maior parte das vezes, o texto mantém o seu pleno significado sem essa palavra.

Tecnologia de aplicação de materiais poliméricos no fabrico de próteses dentárias fixas

Os principais métodos de moldagem de produtos poliméricos a partir de massas plásticas são atualmente utilizados em próteses dentárias: prensagem convencional em moldes, moldagem por injeção e moldagem livre no modelo do maxilar...

As propriedades tecnológicas dos polímeros dentários termoactivos e autopolimerizáveis para próteses dentárias fixas permitem a utilização de todos estes métodos básicos de moldagem.

As estruturas fixas feitas de polímeros fotopolimerizáveis são obtidas apenas por moldagem livre, e os termoplásticos reversíveis apenas por moldagem por injeção.

As coroas de polímero também são produzidas por estampagem a partir de folhas termoplásticas.

O desenvolvimento das tecnologias deve permitir a sua simplificação. Ao mesmo tempo, as tentativas dos cientistas e dos profissionais nesta direção não devem atingir o absurdo. Deve-se ter sempre presente o princípio de Shaw - criar um sistema que até um tolo possa utilizar, e só um tolo o quererá utilizar.

<u>Moldagem de coroas de plástico utilizando o método de prensagem</u>

Para as coroas de plástico, a técnica é simples, são utilizados materiais baratos e dispositivos simples, mas podem ser fabricadas próteses cosméticas (multicoloridas)...

A moldagem de próteses fixas pelo método de prensagem é efectuada em modelos de gesso de maxilares em moldes de gesso feitos com base em reproduções de cera (espaços em branco) de próteses e consiste nas seguintes fases principais (operações tecnológicas):

1) fabrico de moldes;
2) preparação da composição plástica de moldagem;
3) prensagem de plástico;
4) polimerização de plástico.

As cuvetes dentárias metálicas (grandes ou pequenas) são utilizadas para fazer moldes individuais de gesso.

A cuvete é uma caixa oca amovível. A grande é constituída por quatro partes (duas tampas e dois anéis, ligados entre si por meio de guias especiais, como uma fechadura). A pequena é constituída por dois anéis, ligados da mesma forma.

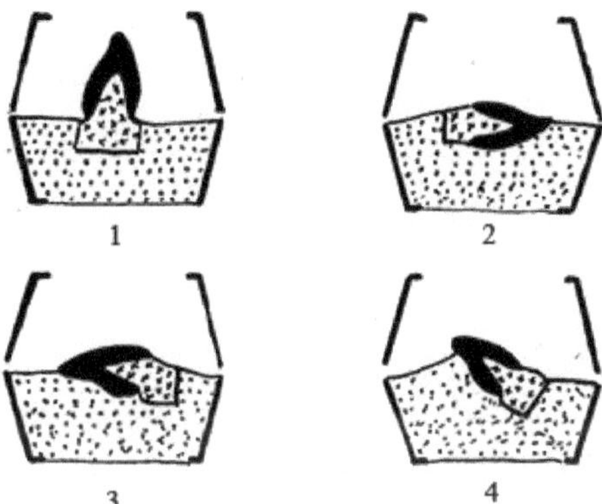

2.3.Fig. Tipos de reboco de um modelo de coroa de cera e plástico numa cuvete durante a moldagem pelo método de prensagem
1. Vertical;
2. Superfície vestibular para baixo;
3. Superfície vestibular para cima;
4. Superfície vestibular para cima num ângulo de 20°- 45°л em relação ao longo eixo do dente.

Uma reprodução em cera (branco) com um fragmento do modelo da mandíbula é colada na cuvete utilizando um dos métodos geralmente aceites (Fig. 2.3.). A utilização de qualquer método no fabrico de uma coroa monolítica de polímero monocromático proporciona, na sua maioria, resultados positivos. Ao mesmo tempo, deve procurar-se que a maior parte (superfície) do encerado fique do lado de fora, quando se aplica o gesso na primeira parte da cuvete. Por alguma razão, os técnicos de prótese dentária preferem rebocar a superfície vestibular para cima. No entanto, nem sempre proporciona a qualidade necessária para o fabrico de coroas de plástico. Por conseguinte, a adequação (indicações) destes métodos de estucagem deve ser clarificada.

O posicionamento vertical do modelo de cera na cuvete é adequado para o fabrico de estruturas com coroas e cotos clínicos de grandes dimensões. Este reboco proporciona a distribuição necessária do plástico durante a prensagem. O posicionamento do modelo de coroa de plástico com a superfície vestibular para baixo é mostrado no caso do fabrico de coroas de polímero combinadas com a utilização de um molde de plástico padrão (dente artificial padrão feito de plástico ou parte de esmalte da coroa) na modelação da coroa. Esta técnica elimina a possibilidade de deslocação da concha na estrutura dentária fabricada. Com a superfície vestibular para cima, o gesso é aconselhável se a coroa for modelada tendo em conta a mordida. A utilização desta técnica elimina o aumento da altura da mordida na estrutura dentária fabricada. O reboco num ângulo de aproximadamente 45° (alguns autores consideram 20° como adequado) em relação ao longo eixo do dente é utilizado na confeção de coroas bicolores, especialmente quando se utiliza o método de prensagem com diferentes contra-carimbos. Este reboco permite uma disposição racional das camadas de massa plástica na estrutura da coroa.

Ao fabricar coroas de polímero por prensagem, em alguns casos é aconselhável utilizar canais de desvio (Fig. 2.4.). Isto assegura um enchimento desobstruído do molde com plástico.

É aconselhável prensar o plástico na fase pastosa da polimerização.

A tecnologia prevê o processo de prensagem da cuvete numa prensa especial até que os anéis da cuvete estejam completamente fechados e a cuvete deve ser mantida na mesma durante pelo menos 3 minutos, seguido de fixação num suporte dentário (pinça) e polimerização...

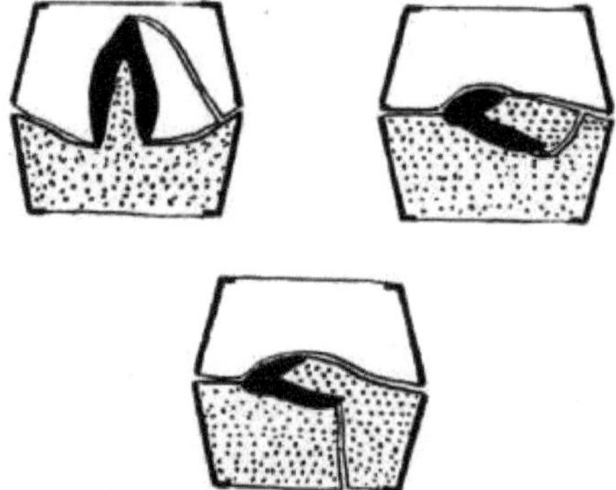

Fig.2.4 Esquema de engessamento de modelos de cera e coroas de plástico numa cuvete com um canal de saída durante a moldagem pelo método de prensagem.

O posicionamento vertical do modelo de cera na cuvete é adequado para o fabrico de estruturas com coroas e cotos clínicos de grandes dimensões. Este reboco proporciona a distribuição necessária do plástico durante a prensagem. O posicionamento do modelo de coroa de plástico com a superfície vestibular para baixo é mostrado no caso da utilização de um molde padrão (dente artificial padrão feito de plástico ou parte do esmalte da coroa) na modelação da coroa. Na maioria dos casos, os técnicos de prótese dentária efectuam o reboco com a superfície vestibular para cima, especialmente se a coroa for modelada tendo em conta a mordida. O reboco com um ângulo de cerca de 45^n em relação ao longo eixo do dente é utilizado no fabrico de coroas bicolores, quando se utiliza o método de prensagem com vários contra-selos.

Ao fabricar coroas de polímero pelo método de prensagem, em alguns casos é aconselhável utilizar canais de desvio (Fig.). Isto assegura um enchimento qualitativo do molde com plástico.

A prensagem de plástico é efectuada na fase de polimerização em forma de massa.

Uma operação distintiva da continuação da tecnologia é o processo de prensagem até ao fecho completo dos anéis das cuvetes e a manutenção obrigatória na prensa durante pelo menos 3 minutos, com subsequente fixação no buregel e polimerização.

Este método é fortemente criticado pelas seguintes razões: ao pressionar entre a matriz e o contra-carimbo forma-se granizo, e há também uma deformação do molde de gesso - ou seja, acredita-se que a precisão necessária da coroa não é fornecida.

Além disso, a fim de eliminar a porosidade do gás e a porosidade resultante do encolhimento do plástico, no final da moldagem por compressão do material no molde de gesso, é impossível aplicar pressão adicional. As bolhas de ar mais pequenas (ou monómero de colagem "cozido"), localizadas na espessura do plástico, são espremidas pelo plástico de todos os lados, reduzidas em tamanho, mas não forçadas para fora.

Assim, quando a cera é substituída por plástico no processo de moldagem por compressão, observam-se alterações na forma das próteses, bem como a ocorrência de microporosidade associada à retração da polimerização.

Método de moldagem por injeção para o fabrico de próteses fixas

Na moldagem por injeção de plástico, o material a ser formado é injetado numa cavidade fechada, e o excesso de material permanece no sistema de canal de entrada. O molde de gesso não deve ser sujeito a um grande efeito de deformação. e através do canal (utilizando ar comprimido, pressão de mola ou um pistão de borracha elástica), pode ser exercida uma pressão constante sobre a massa de polímero formada até endurecer e, assim, compensar largamente o encolhimento que ocorre durante a polimerização do plástico.

Esta técnica tem grandes vantagens para o fabrico de bases de próteses. Os dispositivos de moldagem por injeção são conhecidos coletivamente como cuvetes de seringa. A Ivoclar (Alemanha) oferece uma única cuvete para o fabrico de próteses removíveis. Juntamente com o modelo, é colocada uma câmara de receção para ampolas de plástico de base.

Este método de substituição da cera por plástico é designado por moldagem por injeção.

A indústria médica ainda não produz cubetas de seringa para o fabrico de estruturas dentárias fixas em polímero.

Na prática dos cuidados de saúde, são utilizadas cuvetes de seringa caseiras para este efeito (Fig. 2.5).

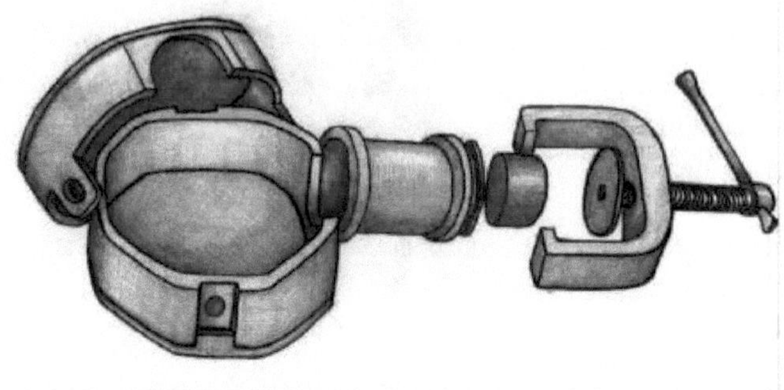

Fig.2.5. Seringa-cuvette concebida pelo autor

O corpo da seringa-cuvette para o fabrico de próteses dentárias fixas pode ser de uma só peça (não destacável) e destacável.

O método de moldagem por injeção consiste nas seguintes etapas:

1. criação de um sistema de controlo;
2. obtenção de um molde;
3. preparação da composição de moldagem;
4. moldagem;
5. polimerização.

Dependendo do desenho da cuvete, são utilizadas diferentes técnicas para criar um sistema de gating para o fornecimento de plástico.

Quando se utiliza uma cuvete de seringa com um corpo de uma só peça (inquebrável), o sistema de passagem criado deve assegurar a remoção completa da composição de cera do molde de gesso e do fornecimento racional de plástico. Para este efeito, a entrada do sprue-feeder e o canal de saída devem estar localizados em partes opostas da coroa, para que não haja nichos de fuga (grandes cavidades de ar). O alimentador deve ser levado até à parte mais espessa da coroa encerada (bordo de corte, superfície vestibular) (Fig. 2.6). Deve ter-se em conta que este molde não pode ser inspeccionado visualmente para verificar se a remoção da cera é completa e de qualidade.

Outra desvantagem é que a aplicação do revestimento isolante sobre o gesso num molde fechado não é controlada. Por conseguinte, é preferível aplicar materiais isolantes no molde de cera antes de o molde ser feito.

Quando se utiliza uma cuvete de seringa com um corpo rebatível, é suficiente ligar apenas o canal de alimentação (Fig. 2.7) à parte mais espessa do molde da coroa de cera. A função do canal de saída é desempenhada pela ranhura entre os anéis do invólucro.

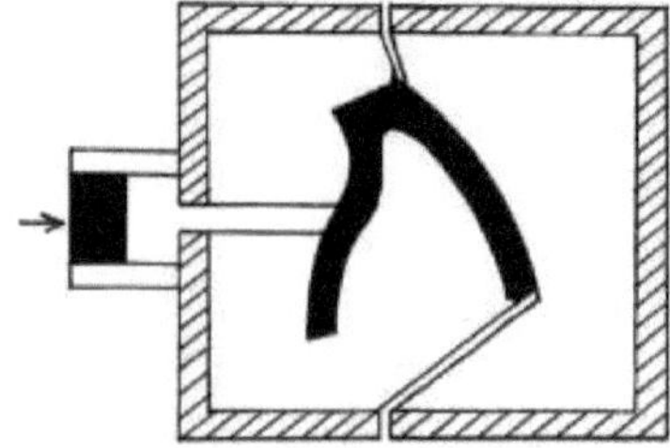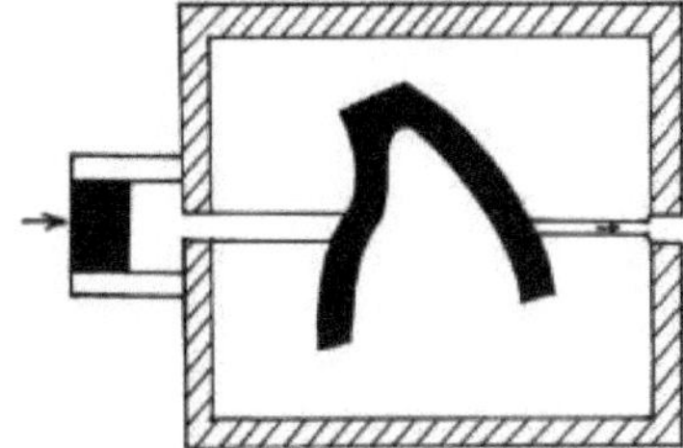

Fig. 2.7. Fig. 2.6 Diagrama da inserção do sprue numa seringa-cuvette com um sertion numa seringa-cuvette com um invólucro dividido sem acoplamento.

O método de moldagem por injeção consiste nas seguintes etapas:
1. Criação do sistema de portas;
2. Obtenção de um molde;
3. Preparação da composição de moldagem;
4. Moldagem de plástico;
5. Polimerização.

<u>Fig. Esquema</u> da inserção do sprue numa cuvete de seringa com um invólucro inquebrável.

<u>Fabrico</u> Fig. Diagrama da inserção do jito numa seringa-cuvette com um corpo dividido que forma coroas por moldagem livre.

A moldagem livre no modelo não envolve a obtenção de um molde de cera e a realização de um molde de gesso. O material polimérico é colocado sobre o membro residual do dente, modelando a forma anatómica do dente restaurado. A polimerização é efectuada de acordo com a tecnologia de aplicação do polímero.

A utilização desta técnica garante uma elevada precisão no fabrico de estruturas dentárias, especialmente nas partes internas. A modelação com material polimérico requer uma certa perícia, que apresenta diferenças tecnológicas e volumétricas em relação à utilização de composições de cera.

O método de moldagem livre de estruturas fixas consiste nas seguintes etapas:
1. Preparação de um modelo de gesso da mandíbula;
2. Preparação (preparação) da composição de moldagem de polímeros;
3. modelação da coroa de polímero;
4. Polimerização.

Ao modelar coroas com polímeros, não se recomenda o processamento de próteses numa fase inicial após a polimerização - podem ocorrer deformações e tensões.

<u>Fabrico de coroas fixas de plástico por estampagem a partir de folhas em bruto</u>

A estampagem é o processo tecnológico de prensagem de material em folha no modelo. A compressão de modelos de gesso termoplástico de folha na fabricação de estruturas fixas a partir de materiais plásticos pode ser realizada pelo tipo de adaptação de obtenção (o método mais simples, mais barato e produtivo), bem como usando dispositivos especiais produzidos por diferentes empresas (seu uso é apropriado na fabricação de bases plásticas e metálicas de próteses removíveis, colheres individuais, talas temporárias, protetores bucais, aparelhos ortodônticos, etc.). A preparação do modelo para estampagem e modelação não pode ser efectuada com composições de cera. Para este efeito, utilizam-se cimentos dentários e vernizes especiais (vernizes de compensação e de isolamento).

Esta técnica é simples, mas não assegura um contacto firme com o resíduo dentário, especialmente na região cervical. A exposição à temperatura encontrada na cavidade oral leva ao relaxamento [do latim relaxatio - redução da tensão] da estrutura. A modelação de uma coroa por limagem requer um grau muito elevado de cuidado e perícia.

O método de fabrico de estruturas poliméricas fixas por estampagem consiste nas seguintes etapas:

1. Preparação de um modelo de gesso da mandíbula;
2. Cravação do modelo com chapa termoplástica por estampagem;
3. Cortar o fragmento do termoplástico;
4. Modelação da coroa a partir da peça em bruto de polímero por retificação com cabeças abrasivas e fresas.

Capítulo III

PARTICULARIDADES DO DIAGNÓSTICO NA CLÍNICA DE ODONTOLOGIA ORTOPÉDICA NA ELIMINAÇÃO DE DEFEITOS DOS TECIDOS DUROS DENTÁRIOS (AVALIAÇÃO MORFOFUNCIONAL E CLÍNICACOMPLEXA DO ESTADO DOS DENTES COM DEFEITOS DOS TECIDOS DUROS)

Diagnóstico médico - a doutrina dos métodos de investigação, reconhecimento da doença e do estado do doente para determinar o tratamento e as medidas preventivas.

No processo de estabelecer um diagnóstico, o médico deve responder às principais questões: qual foi a causa da doença (etiologia); qual é a natureza da doença (estabelecer a sua filiação genérica); a natureza do seu curso neste paciente (individualização do quadro nosológico); como tratar o paciente (tácticas de terapia); como a doença se manifestará no futuro (previsão); como evitar complicações (prevenção). A resposta a cada uma destas perguntas significa, de facto, a solução de um problema cognitivo, exigindo muitas vezes do médico uma abordagem criativa e não padronizada, a capacidade de dominar todos os métodos de diagnóstico modernos.

O diagnóstico na prática da dentisteria ortopédica envolve vários métodos e exames para avaliar a condição da região dento-mandibular, de modo a determinar o plano de medidas ortopédicas e preventivas para compensar as alterações que ocorreram no corpo do paciente.

Os manuais e guias de dentisteria clínica publicados recentemente, destinados principalmente ao ensino de estudantes e, menos frequentemente, a clínicos com experiência clínica, fornecem uma abordagem ampla à justificação e seleção de métodos de diagnóstico e de exame.

Ao restaurar a integridade dos dentes, é necessário:

- Esclarecer os requisitos e as expectativas do doente;
- recolher um historial médico, que inclui pormenores de todas as visitas anteriores ao paciente;
- obter informações sobre reacções adversas a tratamentos, medicamentos e vários materiais dentários;
- efetuar um exame clínico completo e todos os testes específicos para determinar que dentes devem ser coroados e que dentes podem ser utilizados como próteses. Estes testes devem incluir: verificação da viabilidade do dente, radiografia, análise de um modelo de gesso de diagnóstico da dentição, bem como observação direta da oclusão mastigatória e exame das restaurações existentes;
- O exame deve ser efectuado da forma mais detalhada possível para avaliar o estado dos dentes, das obturações, das próteses fixas (coroas) e dos tecidos periodontais;
- Avaliar a aptidão do paciente para este tipo de tratamento dentário.

Avaliação do estado das obturações. A adequação funcional das obturações diretamente após a aplicação e a longo prazo é avaliada por testes clínicos: aderência marginal, o estado do ponto de contacto, o grau de abrasão, a presença de cáries secundárias (recorrentes), a estabilidade da cor e outros. Para a avaliação clínica do estado das obturações, foram desenvolvidos critérios especiais que permitem julgar objetivamente a eficácia da obturação e a qualidade dos materiais de obturação, o que permite avaliar o estado dos dentes com obturações. Com base nestes critérios, foram propostos muitos sistemas clínicos para a avaliação exaustiva do sistema "dentes-obturações"".

Avaliação clínica de um dente com uma obturação com base nos critérios USPHS

Forma anatómica:

A A restauração mantém a forma anatómica criada. (AF)

B A restauração está em conformidade com a forma anatómica criada, mas o material em falta não expõe a dentina ou o material de amortecimento.

C Perda significativa de material com exposição da dentina ou do material de amortecimento.

Adaptação provincial:

A A restauração adere intimamente ao dente ao longo da periferia. O investigador não repara onde ocorre a ligação ao bordo, ou se repara, é apenas num local

B No explorador observa-se uma fissura obviamente manifestada onde o instrumento pode entrar. No entanto, não é visível qualquer dentina ou espaçador.

C O investigador insere o instrumento na fissura, e esta é tão profunda que a dentina e o material espaçador ficam expostos.

D A restauração está partida, móvel ou em falta.

Rugosidade da superfície:

A A superfície da restauração é lisa. (SR)

B A superfície da restauração é ligeiramente rugosa ou com buracos e pode ser corrigida durante o acabamento.

C A superfície da restauração está profundamente recortada com depressões irregulares (não anatómicas). Não pode ser corrigida com acabamento.

D A superfície está partida ou delaminada.

Coloração dos bordos:

A alteração de cor não está presente ao longo da margem entre a restauração e a superfície da estrutura do dente (MD).

B Sem descoloração na direção da polpa.

C A descoloração está na direção da polpa.

Correspondência de cores:

A A restauração corresponde à estrutura dentária adjacente em termos de cor e translucidez.

B Discrepância na cor e translucidez dentro dos limites aceitáveis quando comparada com a cor e translucidez do dente.

C A discrepância na cor e translucidez está fora do intervalo em comparação com a cor e claridade do dente.

Desconforto/sensibilidade:

A Não.

B Médio.

C Tolerável.

D Demasiado forte.

Forma anatómica (AF)	**A_** - A restauração preserva a forma anatómica criada.
	B_ - A restauração está em conformidade com a forma anatómica criada, o material em falta não expõe a dentina ou o material de amortecimento.
	C - Perda significativa de material de restauração com exposição de dentina ou material de cimentação.
Adaptação dos bordos (EA)	**A** - A restauração adere intimamente (firmemente) ao dente ao longo da periferia. O investigador não repara onde ocorre a ligação ao bordo, ou se repara, é apenas numa direção, não se vêem fissuras.
	B - O investigador observa uma fissura obviamente manifestada, na qual o instrumento já pode entrar. No entanto, nem a dentina nem o espaçador são visíveis.
	C - O investigador insere facilmente o instrumento na fissura, que é tão profunda que a dentina e o material de colocação ficam expostos.
	D - A restauração está partida, móvel ou em falta.
Rugosidade da superfície (SR)	**A** - A superfície da restauração é lisa.
	B - A superfície do restauro é ligeiramente rugosa ou rasgada e pode ser corrigida através do acabamento.
	C - A superfície da restauração está profundamente esburacada, com depressões irregulares (não relacionadas com a anatomia). Não pode ser corrigida por acabamento.
	D - A superfície está partida ou apresenta delaminações.
Coloração dos bordos (MD)	**A** - Não há descoloração na margem entre a restauração e a superfície do dente.
	B - A descoloração existente não foi na direção da polpa.
	C - A mudança de cor foi na direção da polpa.
Correspondência de cores (CM)	**A** - A restauração corresponde à cor e translucidez da estrutura dentária adjacente.
	B - Discrepância na cor e translucidez dentro dos limites aceitáveis em comparação com a cor e translucidez do dente.
	C - A discrepância de cor e translucidez é desproporcional à coloração e translucidez do dente.
Discomforte/sensibilidade	**A** - Não.
	B - Médio.

(DF)   **C** - Transferível.

                 D - Demasiado forte.

Critérios para a avaliação clínica de dentes obturados de acordo com D.M. Karalnik (1979)

<u>Ajuste marginal do enchimento.</u> Determinado através do deslizamento de uma sonda afiada ao longo do bordo da obturação. As fases seguintes são avaliadas (distinguidas) pelo atraso da sonda e pela penetração até à profundidade adequada:

A - Não existe qualquer lacuna visível, a obturação está a aderir firmemente ao tecido dentário em toda a periferia;

B - existe uma lacuna visível, a sonda é atrasada quando se move, mas a dentina do dente e a junta não são expostas;

C - a sonda penetra na fenda a uma profundidade tal que atinge a dentina ou o espaçador;

D - fratura de uma parte da obturação, incluindo um ponto de contacto quebrado, mobilidade, deslocação parcial ou total.

Para além da avaliação clínica, existem métodos especiais para determinar a aderência marginal da obturação (com a ajuda de corantes, radioisótopos, etc.).

<u>Cáries recorrentes.</u> Diagnosticada clinicamente utilizando um espelho dentário (visual) e uma sonda (instrumental). Ao mover a sonda ao longo do bordo da obturação, esta atrasa-se e, para a extrair, é necessário aplicar força. Neste caso, detecta-se um amolecimento dos tecidos duros do dente e uma coloração calcária do bordo da cavidade (desmineralização) na área da lacuna).

Distinguem-se duas fases de acordo com o critério de cárie recorrente:

A - a sua ausência entre a parede interna da cavidade e a obturação;

B - presença de cáries recorrentes no limite com a obturação.

<u>Forma anatómica do enchimento.</u> É avaliada visualmente. Distinguem-se as seguintes fases de violação da forma anatómica do enchimento:

A - a forma anatómica original do enchimento é preservada;

B - há perda da obturação, mas sem exposição da dentina ou dos revestimentos;

C - perda significativa de material com dentina ou espaçador expostos.

<u>Descoloração entre a obturação e a parede do dente.</u> Considerada de acordo com estes critérios durante a inspeção visual:

A - nenhuma alteração ao longo de todo o bordo entre o enchimento e a parede da cavidade;

B - ligeira descoloração entre a obturação e o bordo da cavidade;

C - descoloração significativa entre a obturação e o bordo da cavidade, o que indica indiretamente a progressão do processo patológico na direção da polpa.

<u>Correspondência entre a cor da obturação e o tecido dentário.</u> Examinada principalmente nos dentes frontais quando se efectuam obturações com materiais poliméricos e cimentos de silicato. O exame é efectuado visualmente a uma distância de 0,5 m do paciente.

Distinguem-se as seguintes fases de preenchimento do estado da cor:

A - a obturação não difere do tecido dentário circundante em termos de cor ou transparência;

B - existe inconsistência na cor ou na transparência, mas dentro da sua variabilidade normal;

C - existe uma discrepância na cor ou transparência da obturação ou do tecido duro do dente para além dela.

A qualidade da obturação é avaliada em termos dinâmicos (por anos), o sistema "toothfilling" é avaliado utilizando os critérios acima referidos. É calculado o número de obturações satisfatórias e insatisfatórias. Uma obturação é considerada satisfatória se, de acordo com todos os critérios, for designada pela letra A. Se, de acordo com um dos critérios, a obturação for designada por outra letra, é considerada insatisfatória.

Estes sistemas de avaliação clínica também são utilizados para próteses inlay.

Deve-se ressaltar que esses critérios utilizados para avaliar os dentes restaurados são baseados em inspeções visuais, introduzindo certa subjetividade no estudo. Isso provavelmente pode explicar a discrepância significativa nos dados de avaliação da efetividade do tratamento, mesmo com o mesmo material e método, apresentados por diferentes autores.

<u>Avaliação de próteses.</u> As coroas são avaliadas tendo em conta os dados estéticos e o seu estado funcional. De um ponto de vista estético, as coroas de plástico e porcelana, bem como as próteses metalo-cerâmicas e metal-polímero devem imitar os dentes naturais na forma anatómica, cor e localização na arcada dentária. Do ponto de vista funcional, as coroas artificiais completas devem ajustar-se firmemente ao colo do dente, não devem ultrapassar o espaço gengival em mais de 0,3 mm, não devem sobremorder e não devem causar irritação do periodonto marginal.

<u>Diagnóstico</u> - breve conclusão médica escrita sobre a essência da doença, designação da doença de acordo com a classificação aceite, expressa utilizando termos médicos e definindo as características individuais do organismo doente.

O conteúdo e a formulação do diagnóstico na clínica de estomatologia ortopédica é uma das questões a que praticamente não é dada a devida atenção.

A peculiaridade do diagnóstico na clínica de odontologia ortopédica é que a principal doença, para a qual o paciente se refere ao médico, é geralmente uma conseqüência de outras doenças (cárie, doença periodontal, trauma, etc.), ou seja, o estado é declarado após (como conseqüência de) essas doenças. A essência do diagnóstico é uma violação da integridade ou forma dos dentes, fileiras dentárias ou outros órgãos da região dentoalveolar e sua função. Além disso, devem ser introduzidos dados sobre complicações da doença e doenças concomitantes (dentárias e gerais)).

De acordo com as recomendações adoptadas por unanimidade em 1971 num seminário para chefes de departamentos de ortopedia dentária de institutos médicos

e institutos de formação avançada de médicos da antiga URSS, um diagnóstico deve consistir em 2 partes:
1) a doença de base e as suas complicações (parte obrigatória do);
2) comorbilidades - dentárias e gerais.
As doenças graves são aquelas que só podem ser tratadas com métodos ortopédicos. As perturbações morfológicas, funcionais e estéticas que estão patogeneticamente relacionadas com a doença subjacente devem ser consideradas complicações.
As doenças dentárias concomitantes incluem aquelas que devem ser tratadas por dentistas de outros perfis. Das comorbilidades gerais, o diagnóstico deve incluir aquelas que devem ser tidas em conta no processo de tratamento protético.
Atualmente, não existe uma classificação universal de defeitos dentários aceitável para as diferentes secções da medicina dentária. Este facto cria dificuldades significativas na investigação e na prática da medicina dentária.
Em medicina, quando é necessário registar grandes quantidades de dados, é essencial um sistema logicamente coerente de classificação e codificação, especialmente se forem utilizados meios electrónicos ou mecânicos de amostragem e análise de dados.
Por conseguinte, as classificações desenvolvidas e utilizadas em medicina dentária para este fim devem ser adaptadas à Classificação Internacional de Doenças. Atualmente, a terceira edição (CID-C3) foi preparada como um volume de acompanhamento da Décima Revisão da CID (CID-10). Trata-se de um extrato direto da Décima Revisão da Classificação Internacional de Doenças (CID-10), que inclui todas as doenças e condições que se desenvolvem e têm manifestações na cavidade oral ou estruturas relacionadas, ou que estão associadas a estas.
O principal objetivo da ICD-S:
— Concentrar a atenção do pessoal dentário num diagnóstico pormenorizado do estado de saúde de cada paciente através de uma classificação exaustiva e coerente das doenças orais, bem como das manifestações de outras doenças na cavidade oral;
— fornecer um sistema normalizado de registo de todas as doenças dentárias e afecções orais;
— através deste sistema de registo, garantir que os dados são recolhidos de forma a que a prevalência das doenças e afecções orais possa ser comparada a nível internacional...
Espera-se que o sistema ICD-C contribua significativamente para a recolha de dados epidemiológicos sobre doenças orais raras para as quais o método observacional não é viável. Além disso, ajuda a promover a cooperação internacional e o intercâmbio de informações.
A CID-C é importante para uma vasta gama de utilizadores, desde agências governamentais que recolhem dados básicos a investigadores individuais, profissionais e educadores que necessitam de um método conveniente de indexação

de registos e material didático. Pode ser utilizada tanto numa forma abreviada, que consiste num número relativamente pequeno de secções sucintas, como numa forma alargada, que permite uma análise pormenorizada de áreas restritas especiais, como os defeitos dos tecidos duros dentários.

Foi feito um esforço para apresentar a maioria dos termos de diagnóstico das nomenclaturas padrão ou oficiais, bem como termos de uso comum em vários países. Coletivamente, estes termos são designados por termos "inclusivos". Quando existe um risco significativo de classificação incorrecta ou de referência cruzada a categorias relevantes, são utilizados termos "excludentes".".

Sistema de codificação ICD-C

Cada rubrica principal da CID-C representa uma rubrica da CID com três dígitos. No sistema de códigos alfanuméricos adotado, as categorias de classificação detalhadas são identificadas por uma letra e dois dígitos.

Em muitos casos, os dois primeiros caracteres do código de três dígitos indicam um grupo principal ou sumário estatisticamente significativo.

O terceiro carácter subdivide cada grupo agregado em categorias que reflectem um conjunto de doenças específicas ou a classificação de doenças ou condições por alguma caraterística essencial (eixo), como, por exemplo, a localização anatómica.

O quarto sinal da classificação permite um exame mais aprofundado das causas da doença e da deficiência.

No entanto, muitas categorias da CID-C baseiam-se em códigos de cinco dígitos, ligados aos códigos de três e quatro dígitos da CID da seguinte forma: os primeiros três ou quatro caracteres de qualquer código da CID-C são totalmente coerentes com o sistema da CID-10. Quando é utilizado o quinto carácter, este pertence exclusivamente à CID-C. Quando um código ICD-C de cinco dígitos pertence a uma categoria ICD-10 de três dígitos que não tem um quarto carácter, é utilizado um "X" como o quarto carácter "em branco" na ICD-C. Em alguns casos, o quarto carácter que existe na CID-10 não está relacionado com a CID-C. Nestes casos, é substituído pelo quarto carácter "vazio" "V".

O quinto carácter identifica uma subdivisão adicional das categorias da CID na CID-C. Nos casos em que a CID-C identifica uma categoria completa da CID sem subdivisão adicional, o quinto carácter é um X "vazio".

Este sistema de codificação é resumido da seguinte forma. Símbolo de código

A-Z)
0-9 }   ICD-10 three-digit category
0-9 J

0-9   ICD-10 code four
 X   The fourth ICD-10 sign doesn't exist
 V   ICD-10 fourth character exists but is not
          used in ICD-C
 0-9   ICD-S code five
 X   There is no fifth ICD-C sign.

A-Z 1
0-9 }>Categoria de três dígitos ICD-10
0-9 J

                  0-9ICD-10   código quatro
XO   quarto sinal da CID-10 não   existe
   O quarto carácter VICD-10 existe mas   não é
                  utilizado na CID-C
                  0-9ICD-S   código cinco
XNão existe um quinto sinal CID-C.

A utilização do código "V" permite a generalização das manifestações de grandes categorias de doenças da cavidade oral.

Tal como recomendado pela Secção de Saúde Oral da OMS, é imperativo que os utilizadores da CID-C desenvolvam sistemas explicativos consistentes para diferentes situações clínicas.

Até à data, a medicina dentária ortopédica e terapêutica não dispõe de sistemas adaptados ao CID-C para caraterizar os dentes com defeitos nos tecidos duros.

Inicialmente, é necessário clarificar (fazer uma amostra) as rubricas da CID-C que reflectem condições patológicas que caracterizam condições clínicas específicas. Fizemos uma amostragem para o sistema de clarificação - avaliação de dentes com defeito de tecido duro.

LISTA DE RUBRICAS DO IBC PARA A AVALIAÇÃO DE DENTES COM DEFEITOS NOS TECIDOS DUROS:

Classe V Perturbações mentais e comportamentais.

F45 Perturbações somatoformes

F45.82 Ranger de dentes [bruxismo]

Classe XI Doenças dos órgãos digestivos.

K00.2 Anomalias do tamanho e forma dos dentes

K00.20 Macrodentia

K00.21 Microdentia

K00.23 Fusão e bifurcação

bifurcação [esquizodentia]

fusão [synodentia]

K00.28 "Dente de Touro" [taurodentismo]

K00.29 Outras anomalias não especificadas do tamanho e forma dos dentes

K00.3 Dentes mosqueados

Excluídos: depósitos [acreções] nos dentes (K03.6)

Dente de Turner (K00.46)

K00.30 Manchas endémicas (fluorose) do esmalte
[fluorose dentária].

K00.31 Manchas não endémicas do esmalte [não fluorose
opacidade do esmalte].

K00.39 Dentes mosqueados não especificados

K00.4 Perturbações da formação dos dentes

Excluídos: distúrbios hereditários da estrutura dentária (K00.5)

Incisivos de Hetchenson (A50.51)

dentes mosqueados (K00.3)

molares de amoreira (A50.52)

K00.40 Hipoplasia do esmalte

K00.41 Hipoplasia pré-natal do esmalte

K00.42 Hipoplasia do esmalte neonatal

K00.43 Aplasia e hipoplasia do cimento

K00.44 Dilacerações [fissuras no esmalte]

K00.45 Odontodisplasia [odontodisplasia regional]

K00.46 Dente de Turner

K00.48 Outros distúrbios especificados da formação dos dentes

K00.49 Perturbação da formação dos dentes não especificada

K00.5 Perturbações hereditárias da estrutura dentária não classificadas noutras rubricas

K00.50 Amelogénese incompleta

K00.51 Dentinogénese incompleta

Alterações dentárias na osteogénese incompleta (Q78.0)

Excluído: displasia dentinária (K00.58)

dentes em concha (K00.58)

K00.52 Odontogénese incompleta

K00.58 Outros distúrbios hereditários da estrutura dentária
displasia da dentina dentes em concha

K00.59 Distúrbios hereditários da estrutura dentária não especificados

K00.8 Outros distúrbios do desenvolvimento dentário

Incluído: anomalias de descoloração dos dentes da BDU

Excluído: descoloração dentária de origem localizada (K03.6, K03.7)

K00.80 Descoloração dos dentes durante a formação dos dentes
devido a incompatibilidade de grupos sanguíneos

K00.81 Descoloração dentária em processo de formação

devido a uma malformação congénita do sistema biliar

K00.82 Descoloração dentária em processo de formação

porfiria

K00.83 Descoloração do dente durante a formação do dente

devido à utilização de tetraciclina

K00.88 Outros transtornos do desenvolvimento dentário especificados

<u>K02 Cáries dentárias</u>

K02.0 Cárie do esmalte. A fase da "mancha branca (calcária)

[inicial] cárie

K02.1 Cáries dentárias

K02.2 Cáries de cimento

K02.3 Cárie dentária suspensa

K02.4 Odontoclasia

Melonodentia infantil

Melanodentoclasia

Excluído: reabsorção patológica interna e externa dos dentes (K03.3)

K02.8 Outras cáries dentárias refinadas

K02.9 Cárie dentária não especificada

<u>K03 Outras doenças dos tecidos duros dentários</u>

Excluído: bruxismo (F45.8)

cáries dentárias (K02)

ranger de dentes (F45.8)

K03.0 Aumento do desgaste dentário

K03.00 Oclusal

K03.01 Aproximado

K03.08 Outra erosão dentária refinada

K03.09 Abrasão dentária não especificada

K03.1 Ranger (abrasão) dos dentes

K03.10 Causada por defeito na BDU em forma de cunha de pó dentário

K03.11 Familiar

K03.12 Profissional

K03.13 Tradicionalcerimonial

K03.18 Outro ranger de dentes especificado

K03.19 Ranger de dentes não especificado

K03.2 Erosão dentária

K03.20 Trabalho

K03.21 Causada por regurgitação persistente ou vómitos

K03.22 Relacionado com a alimentação

K03.23 Condicionado por drogas e medicamentos medicamentos

K03.24 Idiopático

K03.28 Outra erosão dentária especificada

K03.29 Erosão dentária não especificada

K03.3 Reabsorção patológica dos dentes

K03.30 Externo (externo)

K03.31 Interno [granuloma interno] [mancha cor-de-rosa].

K03.39 Reabsorção patológica de dentes não especificada

K03.7 Alterações na cor dos tecidos duros dos dentes após a erupção

Exclui: depósitos [crescimentos] nos dentes (K03.6)

K03.70 Devido a metais e compostos metálicos compostos

K03.71 Devido a hemorragia da polpa.

K03.72 Causada pelo hábito de mascar tabaco de bétel

K03.78 Outras descolorações especificadas

K03.79 Descoloração não especificada

Classe XIX Lesões, envenenamentos e certos efeitos de causas externas

<u>502.5 Fratura de dente</u>

502.50 Fratura apenas do esmalte dentário, lascagem do esmalte

502.51 Fratura da coroa de um dente sem lesão da polpa

502.52 Fratura da coroa de um dente com danos na polpa

502.53 Fratura da raiz do dente

502.54 Fratura da coroa e da raiz de um dente

502.57 Fracturas múltiplas de dentes

502.59 Fratura de um dente sem refinamento

Assim, o diagnóstico da avaliação de dentes com defeitos nos tecidos duros pode ser resumido em termos da Classificação Internacional de Doenças Dentárias da seguinte forma.

Exemplos:

1. Defeito do tecido duro de 21 dentes devido a hipoplasia do esmalte (K00.40).

2. Defeito do tecido duro do dente 11 devido a cárie do cemento (K02.2X).

3. Aumento da abrasão dos dentes do maxilar superior na região anterior (K03.00) devido ao bruxismo (F45.8X), complicado pela descoloração dos dentes (K03.79).

A menos que os utilizadores (pessoal dos estabelecimentos de saúde) estejam muito familiarizados com esta classificação, é importante lidar com a amostra proposta antes de registar um diagnóstico.

Com base na recomendação da OMS, a forma mais eficaz de os utilizadores da CID-C implementarem e manterem o registo é, provavelmente, não introduzir diretamente os códigos da CID-C no registo médico durante o exame do doente e, em seguida, pelo estatístico médico.

Atualmente, em medicina dentária, não existe uma classificação dos defeitos dos tecidos duros dentários aceitável para a prática terapêutica e protética em simultâneo, unindo os critérios que determinam as tácticas dos cuidados médicos. Para estes fins, são utilizadas principalmente classificações baseadas num dos critérios, como a localização do defeito do tecido duro dentário, a profundidade da lesão e outros. A base de todas as classificações de localização do processo patológico é a mais comum e frequentemente utilizada - a classificação de Black. Estas permitem orientar corretamente o médico sobre o método de preparação da cavidade e justificar, em alguns casos, o método de fixação de inlays.

A profundidade da lesão dentária por processo patológico na cárie, apagamento patológico, defeito em forma de cunha e uma série de outras doenças é descrita principalmente em função do envolvimento do tipo de tecidos duros do dente.

Assim, para as lesões cariosas, distinguem-se as cáries na fase de coloração, superficial (dentro do esmalte), média (ao nível do limite esmalte-dentina) e profunda (a dentina está envolvida no processo). Todos estes tipos são normalmente combinados num grupo de cáries simples (não complicadas). Quando a polpa está envolvida no processo, é utilizado o termo cárie complicada. A cárie não complicada caracteriza-se, por alguma razão, pela ausência de alterações clinicamente detectáveis na polpa. Deve-se ter em conta, no entanto, que a divisão em cáries simples e complicadas é condicional, porque mesmo com lesões superficiais e até iniciais podem ser observadas alterações reactivas na polpa.

Para caraterizar a mobilidade patológica dos dentes são utilizadas classificações baseadas na deteção visual de possíveis direcções de tais deslocamentos dentários. Assim, D.A. Entin distinguiu três graus de mobilidade patológica dos dentes: 1 fase - mobilidade na direção vestíbulo-oral, 2 fase - complementada pela mobilidade na direção mesial-distal e 3 fase - a deslocação vertical é adicionada às direcções acima mencionadas.

Os clínicos sabem que os defeitos dos tecidos duros com a mesma localização e lesão dentária, a mesma profundidade de destruição dos tecidos, têm muitas diferenças clínicas e, mais importante ainda, exigem tácticas terapêuticas diferentes para os doentes, especialmente os que necessitam de próteses, em casos com um grau diferente de atividade do processo patológico

É por isso que nos últimos anos apareceram na literatura nacional e estrangeira trabalhos em que são propostos vários métodos de estimativa do carácter geral do desenvolvimento do processo patológico dos dentes em diferentes pessoas, dependendo da atividade do processo ou da resistência de um organismo às doenças dentárias básicas, principalmente à cárie dentária.

Foram propostos vários métodos que permitem avaliar a predisposição para a destruição dos tecidos duros com base na avaliação do índice higiénico, na determinação do título de lactobacilos, nas propriedades da saliva mista, na solubilidade do cálcio do esmalte, na resistência ácida do esmalte, na taxa de remineralização e outros. A avaliação comparativa do seu valor prognóstico para a cárie mostrou uma vantagem prática significativa de quatro deles: teste de lactobacilos, métodos de avaliação clínica da remineralização do esmalte (teste KOSRE), determinação da resistência estrutural-funcional ao ácido do esmalte (SFKUE) e teste de resistência do esmalte (ER).

O teste de Lactobacillus baseia-se na contagem do número de lactobacilos no fluido oral. Acredita-se que este teste pode servir como um critério para a atividade do processo carioso e para a previsão do aparecimento de novas cavidades cariosas. No entanto, este indicador não corresponde ao desenvolvimento real da cárie, além disso, a realização deste teste é difícil, requer equipamento de laboratório. Por isso, não tem tido uma aplicação prática alargada.

T.L. Redinova, em 1976, propôs um método para determinar a resistência dos dentes à cárie, baseado na avaliação do estado do esmalte dentário e das propriedades remineralizantes da saliva. A flexibilidade do esmalte à ação do ácido, de acordo com este método, é avaliada pela intensidade da coloração da área gravada do esmalte dentário. O teste KOSRE é tecnicamente simples, mas a necessidade de estudos múltiplos (até 57 dias) complica a sua utilização.

Os estudos clínicos e experimentais efectuados por V.R. Okushko e L.I. Kosareva [1982] permitiram desenvolver um método para determinar a resistência estrutural e funcional do esmalte aos ácidos - o teste de resistência do esmalte (TER), que consiste em avaliar o grau de rugosidade do esmalte através da intensidade da coloração do local de ataque ácido. O TER permite prever com bastante exatidão o desenvolvimento do processo carioso para períodos de 1 a 1,5 anos.

De acordo com as recomendações da OMS, o processo patológico dos tecidos duros dos dentes pode ser qualificado como formas compensadas, subcompensadas e descompensadas.

Tendo em conta o acima exposto e o facto de a falta de uma classificação universal dos defeitos dos tecidos duros dentários criar dificuldades significativas no trabalho de investigação e, mais importante ainda, na prática da medicina dentária, propusemos uma avaliação morfofuncional e clínica abrangente dos dentes com defeitos dos tecidos duros.

Na nossa opinião, esta classificação deve ter em conta a localização do defeito, o grau de destruição dos tecidos duros do dente, a profundidade da lesão, o grau de mobilidade patológica e a deslocação do dente, bem como a resistência estrutural e funcional do esmalte, os factores etiológicos, a numeração do dente, que determina o plano e a eficácia das medidas de restauração.

Nesta base, oferecemos uma avaliação morfofuncional e clínica complexa do estado dos dentes com defeitos dos tecidos duros. Utiliza designações de letras em transcrição latina.

Foi utilizado um sistema para caraterizar o defeito do tecido duro do dente, onde:

L - localização do defeito (do latim localisatio - localização).

D - grau de destruição da coroa (latim destructio - destruição).

P - profundidade da lesão (latim profundum - profundidade).

M - grau de mobilidade patológica (lat. mobilitas - mobilidade).

S - localização do dente na arcada dentária (do latim situs - disposição).

R - resistência estrutural e funcional do esmalte (latim resistere - resistir).

O fator etiológico e a designação numérica dos dentes são indicados na parte descritiva do diagnóstico. Neste caso, é aconselhável, na nossa opinião, utilizar a numeração dos dentes proposta pela OMS e adoptada pela Federação Dentária

Internacional (FDI). No entanto, o médico deve conhecer e saber utilizar outros sistemas de designação dos dentes (Fig. 3.1).

Ao adicionar números aos símbolos acima, formam-se combinações que caracterizam o grau de condição patológica.

A localização do defeito é determinada pela localização do processo patológico na coroa clínica do dente: 1 - superfície mastigatória ou aresta de corte; 2 - superfície mesi- al-aproximal; 3 - dis-tal-aproximal; 4 - vestibular; 5 - oral. Quando duas ou mais superfícies do dente são afectadas, todas as superfícies são indicadas, e o local de localização primária do processo é indicado em primeiro lugar.

O grau de destruição da coroa é efectuado em relação à perda de tecidos duros da coroa clínica sob a influência de um processo patológico para toda a coroa do dente: 1 - sem perda; 2 - destruição até 1/4; 3 - destruição até 1/2; 4 - destruição até 3/4; 5 - destruição mais de 3/4.

A profundidade da derrota dos tecidos dentários é determinada pelo grau dos tecidos dentários (esmalte, ligação dentina-esmalte, dentina, substituição.

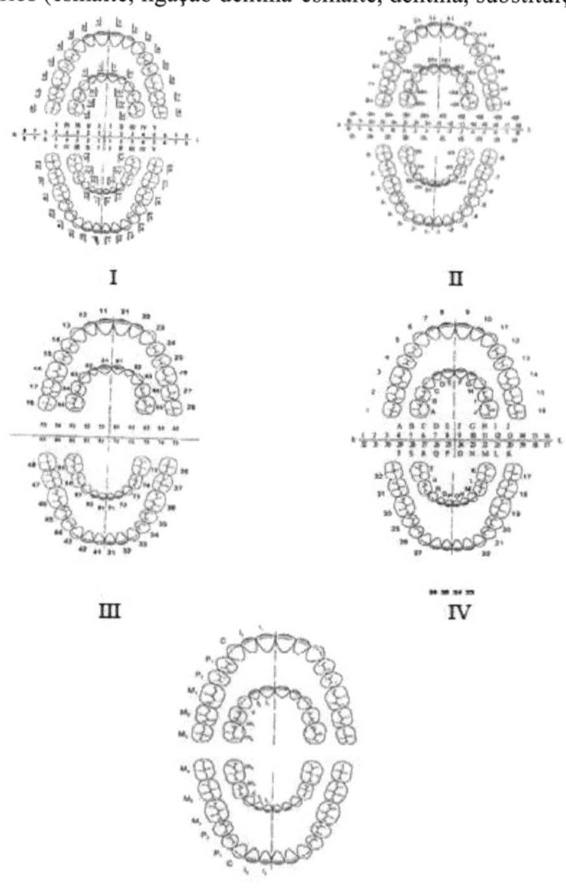

I   II

III   IV

Fig.3.1 Sistema de designação dos dentes

I - Zidmondy (1861)

II - Haderup (1887)

III - O sistema da organização internacional de dentistas FDI - ISO (1970)

IV - Sistema da Associação Dentária Americana (ADA)

V - Designações utilizadas na literatura médica dentina, cavidade pulpar) no processo patológico:

1 - danos nos tecidos duros do dente dentro do esmalte; 2 - a dentina está envolvida no processo; 3 - o processo atingiu a dentina de substituição; 4 - a câmara pulpar é aberta; 5 - o dente é despolpado...

Para caraterizar o defeito dos tecidos duros dentários, o diagnóstico indica necessariamente os indicadores fixados por designações de letras (localização, perda de tecidos duros dentários e profundidade da lesão). O grau de mobilidade patológica, a posição do dente em relação à arcada dentária é registada apenas na presença destas alterações. Na sua ausência, não são reflectidas no diagnóstico.

A mobilidade patológica de um dente com um defeito dos tecidos duros é determinada de acordo com o seguinte esquema: 1 - há mobilidade visível na direção vestíbulo-oral; 2 - adicionalmente na direção distal-mesial; 3 - adicionalmente na direção vertical...

A posição do dente em relação à arcada dentária é registada se existir um deslocamento congénito ou secundário do dente nas principais direcções - anatómica e plana: 1 - deslocamento mesio-distal; 2 - deslocamento buco-vestibular; 3 - deslocamento vertical. No caso de deslocação em várias direcções, todos os índices numéricos são indicados na sequência especificada.

Estrutural-funcional ou estrutural, na presença de um dente despolpado, a resistência do esmalte é determinada, por exemplo, usando o TER: 1 - alta e média resistência dos dentes à cárie; 2 - baixa e extremamente baixa resistência dos dentes à cárie. O indicador é apresentado na classificação de acordo com a necessidade e a viabilidade da determinação.

Exemplo: paciente N., 43 anos. Queixa-se de um defeito estético. Há duas semanas, na sequência de um traumatismo, a coroa de um dente do maxilar superior partiu-se. O dente foi tratado de imediato.

Objetivamente: o rosto é simétrico. A mordida é ortognática. A parte da coroa do 21º dente está destruída em um terço, o ângulo medial está ausente. O dente é tolerante ao osso, a cavidade intra-dentária está aberta. A sondagem, a percussão e a termometria do dente são indolores, TER - 2.

O exame radiológico mostra que no canal do dente existe um material de preenchimento radiopaco localizado até ao ápice.

Diagnóstico - defeito no tecido duro de 21 dentes L1,2D3P5A1 devido a trauma (S02.52).

Consideramos que esta avaliação dos dentes com defeitos nos tecidos duros reflecte o grau do processo patológico e determina assim indicações objectivas para a aplicação de vários métodos e meios de tratamento dos defeitos dos tecidos duros dentários.

Com base na investigação e no diagnóstico efectuados, o médico é capaz de prever a evolução e o resultado do estado da região dento-mandibular após o tratamento.

O prognóstico é um componente indispensável da cognição clínica após o diagnóstico da condição dentoalveolar, quando o clínico ortopédico deve decidir:

1) se é necessário um tratamento ortopédico ou se é melhor não o fazer;

2) qual o método de tratamento ortopédico que proporcionará a maior melhoria funcional e estética;

3) que alterações podem ocorrer na região dento-mandibular após o tratamento ortopédico a curto e a longo prazo.

O primeiro e o segundo aspectos do prognóstico baseiam-se no diagnóstico e na sua continuação no futuro.

Na previsão, tal como no diagnóstico, há um movimento de cognição do abstrato para o concreto. Por isso, o prognóstico deve ter uma base objetiva, que consiste numa tendência ou direção regular das alterações na região dentoalveolar.

Por conseguinte, a estratégia desenvolvida deve prever

-   prevenção de possíveis complicações;

-   A eficácia deve ser obtida com uma intervenção cirúrgica mínima;

-   satisfazer as expectativas e as necessidades do paciente;

-   minimizar as perturbações fisiológicas;

-   facilitar qualquer tratamento adicional que possa ser necessário;

-   ter em conta as consequências a longo prazo dos tratamentos ortopédicos.

Capítulo IV

TÉCNICAS CLÍNICAS E LABORATORIAIS DE PRÓTESE DENTÁRIA COM COROAS DE POLÍMERO

Um axioma que os profissionais esquecem nas suas actividades médicas é que as manipulações médicas realizadas por um dentista ortopédico são um processo que afecta os aspectos biológicos. Na prática moderna da dentisteria protética, o aspeto clínico, ou seja, o pensamento clínico, deve ser mais do que uma arte técnica. Os tecidos do leito e do campo da prótese sofrem alterações significativas durante a prostodontia - a dentina, a polpa, o ligamento periodontal, o osso e a gengiva reagem. A competência técnica, por si só, já não é suficiente para um tratamento protético bem sucedido.

O protésico preocupa-se tanto com os aspectos biológicos dos seus procedimentos como com a tecnologia. Se ele ou ela procura o sucesso a longo prazo das suas intervenções protéticas, bem como o conforto dos seus pacientes, o aspeto biológico pode ser considerado como o principal.

A prostodontia com coroas de polímero envolve uma série de etapas clínicas (dentárias) e laboratoriais (dentárias). As etapas são frequentemente descritas como técnicas de visita, bem como operações e manipulações, ou seja, os termos são tratados como sinónimos.

Nesta altura, é conveniente que o médico obtenha o consentimento escrito do doente para todos os procedimentos necessários para a colocação da coroa.

O processo preparatório para coroas dentárias deve incluir (conforme indicado):
- tratamento ortodôntico;
- tratamento das doenças das gengivas;
- preenchimento de planos cariados, defeito em forma de cunha;
- tratamento (obturação) do canal radicular;
- colocação de cavilhas ou de cravos;
- correção da oclusão;
- medidas dentárias necessárias para assegurar o conforto do paciente e a sua tolerância normal à alteração da forma do dente e à nova oclusão.

Um periodonto saudável é um pré-requisito para uma preparação bem sucedida dos dentes de suporte. Por este motivo, é necessário remover os depósitos dentários e efetuar um tratamento anti-inflamatório antes da preparação.

PREPARAÇÃO DE DENTES (PREPARAÇÃO DE DENTES PARA COROAS ARTIFICIAIS), MOLDAGEM.

A primeira fase clínica denominada "preparação dos dentes (preparação dos dentes para coroas artificiais) e moldagem", atualmente em próteses com coroas dentárias de polímero, deve consistir em
1) preparação psicológica e medicamentosa do paciente;
2) anestésicos;
3) determinação da cor da coroa de polímero;
4)_Técnica de dissecação;

4)   Preparação de tecidos duros;

5)   _impression taking;

7)   proteção do dente preparado.

Os pacientes têm frequentemente uma sensação de medo intenso da manipulação dentária, especialmente da preparação dos dentes. O clínico deve tornar-se um psicólogo que aprende por si próprio, se quiser ser um profissional de sucesso. Por isso, é particularmente importante conseguir pôr o paciente à vontade, ajudá-lo a ultrapassar o medo da intervenção que se aproxima e efetuar a manipulação médica de uma forma indolor.

O paciente pode superar conscientemente o sentimento de medo.

Este é um programa que ajuda a pessoa a superar o medo. Consiste em três passos e proporciona a eficácia necessária na prática da dentisteria protética.

-   respiração correcta (Fase I);

-   relaxamento muscular intencional (Fase II);

-   relaxamento com a ajuda da imaginação (Fase III).

O doente pode realizar estes exercícios, que estão principalmente relacionados com a sua imaginação, em casa, na sala de espera do médico e até na cadeira do dentista.

Se o sentimento de medo for muito grande, o paciente deve iniciar estes exercícios alguns dias antes da consulta. Ao praticar estes exercícios, o doente demonstrará uma calma invejável quando estiver sentado na cadeira do dentista. Para maior comodidade, estas recomendações devem ser formalizadas sob a forma de um memorando que é entregue ao paciente na altura do exame. Naturalmente, a equipa médica também pode utilizar este método para se acalmar e relaxar.

Primeiro passo: respirar com calma e sem tensão.

Quando estamos relaxados e calmos, a nossa respiração é profunda e regular. Respiramos com o abdómen e os lados do peito, que sobem e descem ao ritmo da respiração. Pelo contrário, se entrarmos numa situação de stress, a nossa respiração torna-se apertada e superficial. Ao mesmo tempo, respiramos apenas pela zona do peito ou da clavícula e o corpo não recebe oxigénio em quantidade suficiente. Este tipo de falta de oxigénio leva a um estado crescente de tensão física e mental, que só pode ser aliviado através de uma respiração consciente.

Para o efeito, são recomendados os seguintes exercícios.

Sente-se ou fique numa postura com o tronco direito. Coloque uma mão no abdómen, logo abaixo do umbigo. Inspire lentamente pelo nariz. Permita que o movimento respiratório se espalhe por todo o abdómen: o abdómen está ligeiramente saliente para a frente, a mão que está sobre ele está levantada. Faça uma expiração lenta e profunda, de modo a que o abdómen desça e, com ele, a mão que está sobre ele. Repetir este exercício respiratório cinco ou seis vezes.

O segundo passo é aliviar a tensão física.

Uma pessoa dominada por um sentimento de medo está tensa não só mentalmente, mas também fisicamente. Com base nesta noção, o médico sueco Edmund

Jacobsen desenvolveu um método em que, com a ajuda da tensão propositada de certos grupos musculares e do seu relaxamento súbito, se consegue um relaxamento mental e físico claramente manifesto.

Para o efeito, são recomendados os seguintes exercícios.

Tensione o mais possível todos os músculos do seu corpo. Registe conscientemente este estado de tensão. Mantenha este estado durante cerca de dez segundos e respire profunda e uniformemente. Liberte abruptamente a tensão muscular. Sinta o início do relaxamento dos músculos e acompanhe este relaxamento com uma sensação agradável, que aparece quando os músculos ficam "mais pesados". Repetir o exercício três ou quatro vezes.

Terceiro passo: relaxar e acalmar-se, utilizando o poder da imaginação. Pode ultrapassar o stress e o medo, transportado na sua imaginação para o mundo da fantasia.

Com base nesta premissa, os psicólogos desenvolveram um método que utiliza o efeito de imagens positivas e calmantes desenhadas pela imaginação. Para o efeito, são necessários os seguintes exercícios.

Sente-se. Respire calma e uniformemente. Feche os olhos.

Comece a pensar em algo bonito, por exemplo, nas últimas férias de verão. Recorra a imagens calmas na sua memória: lembre-se de como o sol o aquece ou como o vento corre suavemente por entre as folhas das árvores. Ouça o som das ondas ou o choro melódico de um pássaro. Estas representações conduzirão a um estado de fácil distanciamento da realidade, no qual caímos muitas vezes na nossa vida quotidiana: provavelmente já lhe aconteceu quando alguém se dirige a si com uma pergunta e você não a ouve, pairando algures longe nos seus pensamentos.

A hipnose na prática dentária é utilizada muito raramente. Recomenda-se a sua utilização principalmente no tratamento de pacientes alérgicos, pacientes que não toleram a anestesia medicamentosa e que se engasgam quando introduzem instrumentos na boca, bem como pacientes em pânico com medo dos médicos. Com a ajuda da hipnose, a pessoa é levada a um estado de distanciamento da realidade, semelhante ao estado de sono, que reduz em grande medida a suscetibilidade à dor. No entanto, o tratamento com hipnose só pode ser efectuado por um médico com formação especializada.

A calma e o relaxamento são conseguidos eficazmente através da utilização de gravações de vídeo. O doente é colocado na cabeça com um suporte especial para ver transmissões áudio-vídeo, óculos e auscultadores ligados a uma câmara de vídeo. A imagem é transmitida através dos óculos e o som é transmitido através de elementos de reprodução sonora inseridos nos ouvidos (auscultadores). Este sistema tem um duplo efeito contra o medo: o ruído criado pela broca e pelos instrumentos na boca do doente é abafado pelo ruído do filme e o doente, concentrado no seu conteúdo, esquece completamente o que se passa no mundo que o rodeia. Acontece que o doente, fascinado pelo conteúdo do filme, não se apercebe de que a operação ao dente já terminou.

O método de distrair o doente com vídeos tem também algumas vantagens para o médico: pode trabalhar mais rapidamente porque o doente está completamente calmo e não tem de se distrair com todo o tipo de explicações com o doente.

As misturas sedativo-anestésicas são eficazes na redução das sensações de medo, ansiedade e dor. Atualmente, está disponível um vasto arsenal de diferentes sedativos.

Os medicamentos de origem vegetal tradicionalmente utilizados para estes fins, que proporcionam o efeito necessário, devem incluir preparações de valeriana, tinturas de motherwort e colecções de sedativos, bem como "Gotas para acidentes" (Alemanha) - uma combinação de cinco essências florais.

A preparação dos dentes é acompanhada de sensações dolorosas e, muitas vezes, de alterações funcionais significativas em vários órgãos e sistemas do corpo.

Atualmente, na prática da dentisteria protética, vários métodos de anestesia são amplamente utilizados, especialmente na preparação e retração da gengiva. É certamente necessário realizá-los durante o fabrico de estruturas fixas poliméricas.

Se quiser familiarizar-se com o método de anestesia durante a preparação, recomendamos que se familiarize em pormenor, por exemplo, com a monografia de A.N. Gubska, A.N. Ovcharenko, A.V. Ivanov Anesthesia in prosthetic dentistry. - Kiev: Zdorov'ya. - 1982. - 80 c.

Durante um curto período de tempo, é possível aliviar as sensações dolorosas através da aplicação de acupressão (pressão com os dedos como meio contra a dor). Ao efetuar a manipulação do maxilar, é necessário colocar o polegar e o indicador da mão no bordo superior da orelha, no lado onde será efectuada a manipulação dentária. Massajar a orelha, apertando-a suavemente entre os dedos, no sentido de baixo para cima, durante cerca de três minutos. Em caso de dor do lado direito, massajar a orelha direita da mesma forma com os dedos da mão direita.

Para restaurar dentes significativamente desgastados e cariados, são frequentemente necessários procedimentos adicionais para aumentar o comprimento clínico da coroa. Foram descritos vários métodos para realizar esta tarefa, incluindo a utilização de micro-postes. A utilização de pinos padronizados adicionais para aumentar a resistência do dente e a retenção das estruturas de restauração é uma forma óptima de tratar os pacientes. A utilização de tais pilares tem várias vantagens:

1) não é necessário qualquer período para a estabilização protética (fabrico de incrustações) e periodontal (depilação dentária);

2) custo mais baixo;

3) nenhuma alteração no contorno do colo do dente;

4) a possibilidade de uma boa resposta dos tecidos em resultado de uma terapia conservadora.

Técnica de preparação dos dentes em dentisteria protética

A vida útil das próteses depende, em grande medida, da técnica de preparação. A preparação dos dentes de suporte deve ser efectuada, se possível, com pouco trauma para a polpa, a gengiva e o periodonto marginal. Ao mesmo tempo, deve ser possível produzir uma prótese altamente estética e totalmente funcional.

<u>Preparação de tecidos duros de dentes para coroas artificiais - preparação de dentes para dentaduras.</u>

Preparação do dente - remoção mecânica do tecido duro do dente.

A preparação de um dente para uma coroa consiste em dar-lhe uma determinada forma através de uma preparação (remoção mecânica de tecido duro), de modo a que a coroa artificial colocada no dente cumpra uma série de requisitos básicos (agarrar firmemente o colo do dente e não aumentar a altura da mordida).

A maior atenção é dada aos métodos de preparação de dentes com polpa viva, uma vez que a maioria dos autores é da opinião de que é aconselhável preservar a polpa durante a prótese.

Os dentes com polpa viva são preparados com arrefecimento água-ar, de forma intermitente, com anestesia local. A preparação produz alguns danos no protoplasma dentro dos canais da dentina e no núcleo do odontoblasto. Este dano pode ser muito ligeiro se a dentina for dissecada sobre uma superfície húmida. A sensação de dor é maior se a preparação for feita diretamente ou logo abaixo da interface dentina-esmalte na dentina, porque a ramificação protoplasmática dos odontoblastos é maior nesta área, especialmente em doentes jovens com dentina previamente intacta. A resposta à dor torna-se menor à medida que a preparação se aprofunda, embora os danos nos odontoblastos aumentem, ou seja, ocorrem alterações mais profundas na polpa.

Há muito que se debate a questão de saber se a preparação de superfícies húmidas ou secas é melhor.

A disputa entre aqueles que acreditam que, por razões fisiológicas (ou seja, para garantir danos mínimos à dentina e à polpa, tendo em conta o problema que surge quando se corta o conteúdo protoplasmático vivo dos canais dentinários), a preparação deve ser efectuada com arrefecimento a água, versus aqueles que acreditam que esses danos são mínimos se cortados a seco, está agora resolvida, tanto com a ajuda de material experimental como clínico.

O corte a seco provoca uma maior retração (sucção) do núcleo do odontoblasto para o interior do canal. Isto resulta numa reação muito dolorosa após a dissipação da anestesia.

Após a preparação, a sensibilidade ou a dor não desaparecem até que o núcleo regresse à sua posição original, no interior da extremidade pulpar do processo odontoblástico. Este facto só se verifica, normalmente, após 2 a 3 dias.

O desconforto remanescente do paciente não aumenta o resultado favorável das mudanças que ocorreram a partir da preparação.

Para além da aspiração do núcleo para o interior do canal dentinário e da sucção paralela, a desidratação excessiva dos canais incisados provoca um fluxo de fluido da extremidade pulpar para a base dentinária. Se este fluxo for prejudicado ou atrasado, existe um problema de infeção pulpar.

De qualquer modo, o corte fisiológico de qualquer tecido duro (osso) ou tecido conjuntivo mole deve ser feito em condições húmidas para preservar o protoplasma e a viabilidade celular. A dentina é uma estrutura calcificada celular viva e o seu conteúdo celular deve ser protegido de forma semelhante.

Neste contexto, é de salientar que as coroas de polímero requerem uma preparação significativa, o que tem um impacto na polpa.

<u>Influência da idade.</u> A preparação na área dos canais dentinários que foram previamente expostos devido à abrasão ou a cáries muito lentas é muito menos dolorosa e, ao mesmo tempo, menos prejudicial para a polpa, porque o conteúdo dos canais mudou (calcificado ou degenerado) e formou-se uma quantidade significativa de dentina de substituição dentro da polpa.

Alteração da dentina durante a preparação "dura" - a "dentina queimada" pode penetrar profundamente através da espessura e da área de superfície.

Reação da dentina e da polpa durante a preparação

	Lesão aguda
Resposta suave	a) Aumento da permeabilidade dos túbulos dentinários
	b) A membrana polpa-dentina é destruída
	c) A camada de odontoblastos está danificada
	- vacuolização entre células
	- início da atrofia celular
	- os núcleos migram para os túbulos
	- atrofia completa da camada de odontoblastos.
	d) Camada de subodontoblastos, desprovida de células, na qual estão inseridos:
	- pequenas células redondas
	- fibroblastos
	- capilares.
	e) Matriz pulpar com odontoblastos
	- infiltração celular
	- trombose vascular
Reação forte	- sangramento.

Ao planear a preparação, devem ser tidos em conta os seguintes aspectos
- A morfologia e a anatomia do dente;
- capacidade funcional e interação do tecido dentário remanescente e das restaurações (obturações);
- interação e função oclusal;
- a necessidade de alinhamento da dentição;
- o material utilizado para a estrutura dentária;
- possíveis consequências a longo prazo;
- requisitos cosméticos.

O objetivo da preparação é dar ao dente a forma necessária para a restauração subsequente. Se o dente tiver uma obturação, parte do material de obturação pode ser mantido no local para suportar uma futura coroa.

A separação, a remoção do equador e as áreas salientes de tecido duro acima do colo do dente asseguram uma aplicação sem obstruções e uma cobertura apertada da coroa artificial no colo do dente.

A quantidade de preparação depende do material utilizado para o fabrico da prótese, dos requisitos estéticos e da carga sobre o dente, do local de preparação (bordo incisal, superfície oclusal, vestíbulo dentário) e da superfície do dente.)

A remoção do tecido duro dentário no contacto oclusal na oclusão central pela espessura da coroa artificial elimina o aumento da altura da mordida. Nas coroas de polímero, a espessura da parede no contacto oclusal deve ser de, pelo menos, 1-1,5 mm. A utilização de coroas de polímero parcialmente reforçadas permite uma desoclusão de até 0,5 mm.

As paredes laterais do dente, aquando da preparação para coroas de polímero, requerem uma retificação adicional para obter um cone pouco pronunciado (preparação do bisel) (inclinação não superior a 5-7 □). Com uma conicidade mais pronunciada, existe o risco de deterioração da retenção da coroa de polímero fixa.

A preparação dos dentes é efectuada com instrumentos rotativos especiais. Isto pode ser feito com ferramentas abrasivas: discos de carborundum e diamante de várias formas, discos de separação, cabeças de pha-son e várias rebarbas. A preparação deve ser tão simples quanto possível devido à utilização do menor número de ferramentas. Assim, na preparação com uma peça de mão de turbina, é suficiente utilizar dois tipos de brocas: com uma cabeça cilíndrica e com uma cabeça em forma de língua de chama.

A utilização de técnicas de alta velocidade para a preparação dos dentes simplificou este processo de trabalho. No entanto, o aumento da velocidade causou o perigo de remover demasiado tecido duro do dente, o que frequentemente causa danos à polpa e é a causa do fracasso das intervenções protéticas em medicina dentária.

Considera-se que deve ser dada preferência à utilização de ferramentas de diamante, uma vez que estas geram menos calor do que as ferramentas feitas de outros materiais.

Aconselha-se a utilização de ferramentas que tenham uma secção de aresta com pouco ou nenhum desgaste, ou seja, com uma vida útil prolongada; a superfície de trabalho deve ter uma forma ondulada, que proporciona um melhor arrefecimento em comparação com ferramentas com arestas afiadas.

O primeiro passo é preparar as superfícies de contacto (aproximais), às quais é dada uma ligeira inclinação em relação ao eixo vertical do dente. De seguida, preparam-se as superfícies labial (colo) e lingual (palatina), que também devem ser ligeiramente afiladas. Ao preparar os caninos e incisivos superiores, removendo os subcúspides, é necessário preservar a forma dos tubérculos palatinos, pois a sua ausência piora a fixação das coroas. Ao preparar as superfícies mastigatórias dos dentes laterais, é necessário preservar a sua forma anatómica.

A preparação dos dentes para coroas cosméticas é efectuada com ou sem uma cúspide (sinónimo: colar cervical) na zona do pescoço.

Como resultado da preparação da borda, o limite de preparação é definido.

A técnica de preparação do dente com a formação de um rebordo é a mais avançada atualmente e deve ser amplamente utilizada na prática clínica. A presença de uma saliência proporciona a borda da coroa que repousa sobre ela, bem como a localização da coroa artificial dentro do antigo contorno do dente. Considera-se uma contraindicação a presença de cáries cervicais e defeitos em forma de cunha.

Atualmente, não existem dados suficientes para decidir se o material de restauração deve ou não ser levado até à margem durante o fabrico de coroas de polímero. No entanto, a presença de uma margem dentária de polímero mais espessa melhora os resultados estéticos da prótese.

Para outras coroas dentárias, devem ser utilizados os princípios básicos da preparação dentária de Kimmeletal (1986):

1. Preparação tangencial (tangencial) sem saliência (Fig. 4.1).

Vantagens - uma forma suave de tratar os tecidos duros do dente e uma relativa simplicidade. Desvantagens - dificuldade em determinar o limite da preparação na parte apical do dente. Este tipo de preparação não é adequado para construções metálicas e totalmente em cerâmica devido à falta de espaço para o revestimento. É utilizado para coroas metálicas estampadas. Pode ser utilizado para coroas sólidas e de polímero.

2. Preparação com criação de ranhuras (Fig. 4.2)

Como resultado desta preparação, os seus limites no colo do dente são diferenciados. No entanto, não há espaço suficiente para facetas sob teses metálicas e totalmente cerâmicas, embora seja amplamente utilizado para este fim na prática. Também é utilizado para coroas de cerâmica pura e de polímero.

3. Preparação com a formação de uma saliência (Fig. 4.3).

Ao criar uma saliência, os limites da preparação são claramente definidos. Além disso, este tipo de preparação é caracterizado pela sua simplicidade. As desvantagens são a necessidade de desbastar uma grande quantidade de tecido duro dentário. Por outro lado, são proporcionadas condições óptimas para a criação e fabrico de próteses dentárias estéticas. É utilizado para coroas de cerâmica, bem como para todas as construções folheadas.

4. Preparação de bordas biseladas (Fig. 4.4). A preparação do rebordo biselado oferece vantagens semelhantes em termos de espaço para a faceta como a preparação do rebordo não biselado. A criação adicional de um bisel no rebordo melhora a adaptação marginal da coroa. Devido à presença de uma borda metálica, este tipo de preparação é utilizado em áreas onde a porção anterior da coroa não é visível.

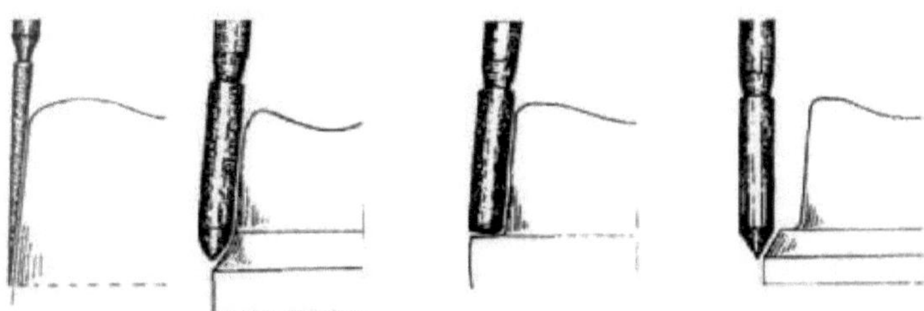

Fig.4.1Fig   .4.2Fig.4.   3Fig   .4.4

Antes de formar o rebordo, é necessário determinar a sua forma (Fig. 4.5), a localização do rebordo em relação à bolsa gengival (Fig. 4.6) e a sua extensão (Fig. 4.7).

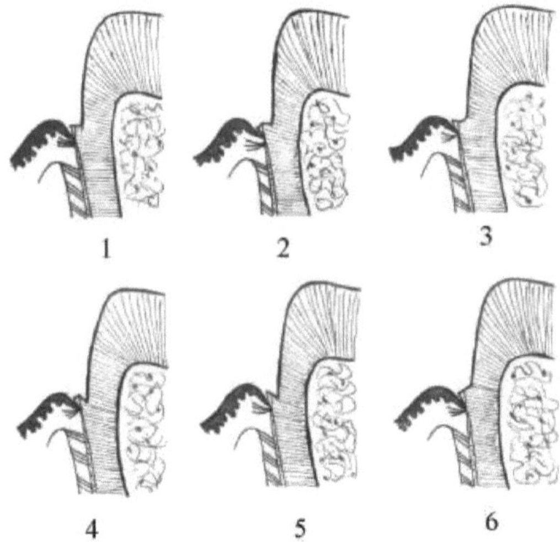

Fig.4.5 Forma da saliência durante a preparação dos tecidos duros dentários.

1.Straight;

2. retilíneo com bordo biselado;

3. com um entalhe (ranhura);

4. com topo;

5. chanfrado para dentro;

6. chanfrado para o exterior (arraia).

A colocação da margem da coroa ao nível gengival, bem como subgengival e supragengival, tem as suas vantagens e desvantagens. Por exemplo, a localização subgengival do bordo da coroa dá o melhor efeito estético, mas é indesejável do ponto de vista da biologia do periodonto marginal, pois pode ocorrer gengivite, devido ao facto de entre o bordo da coroa e as estruturas dentárias existir uma distância onde se acumulam restos de comida, epitélio descamado, etc. O bordo supragengival da coroa permite não efetuar um preparo sob a gengiva, o que elimina danos no periodonto, e cria boas condições de higiene. Por isso, alguns autores recomendam a utilização da localização supragengival da margem da coroa. No entanto, a tecnologia moderna nem sempre assegura um contacto estreito na interface. Nestes casos, isto leva ao aparecimento de cáries.

De acordo com critérios estéticos na área dos dentes frontais e dos primeiros pré-molares do maxilar superior, a preparação subgengival está indicada na presença de um periodonto saudável. Deve ser dada especial atenção à preparação da área marginal da coroa. Se necessário, é possível corrigir a localização da margem gengival cirurgicamente na fase de tratamento pré-ortopédico.

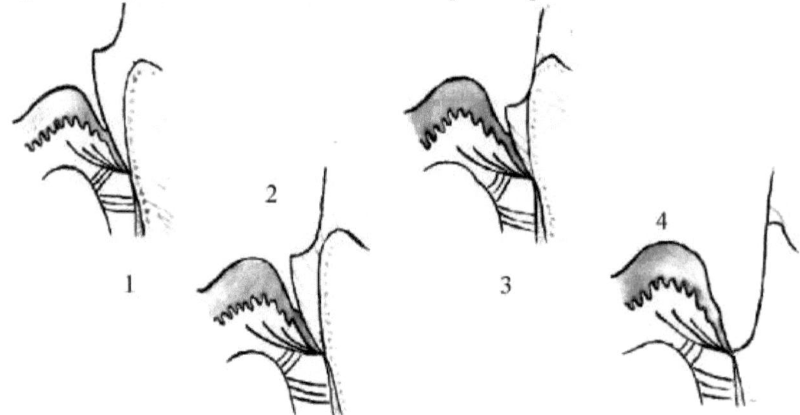

Fig. 4.6. Localização da saliência em relação à bolsa gengival 1.Fora da bolsa gengival;
2. ao nível da gengiva;
3. na bolsa gengival;
4. no fundo da bolsa gengival.

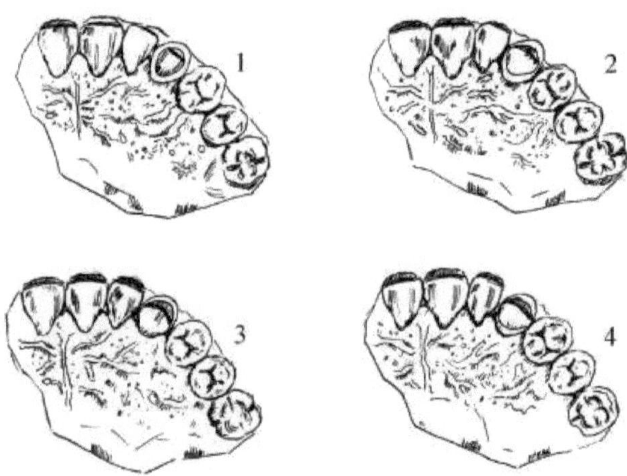

Fig.4.7. Tipos de saliências por comprimento.

1. Uniforme completo;
2. Cheio irregular;
3. parcial (estreitada na superfície vestibular do dente.

nos lados de contacto)

4. Parcial duplo (nas superfícies vestibular e oral do dente).

Para coroas de cerâmica, os melhores resultados foram observados quando a saliência é formada em ângulos rectos em relação ao eixo do dente, e para coroas de polímero, uma saliência entalhada e biselada para fora. A configuração da borda ideal para coroas metálicas fundidas pode variar, mas a borda chanfrada 135° para fora é considerada a melhor em termos de resultados finais após a cimentação da coroa.

Existem recomendações para as preparações e consoante o tipo de grupo de dentes

As seguintes recomendações foram desenvolvidas para a preparação de dentes com rebordos:

-   dentes frontais e pré-molares superiores - criação de uma saliência circular com um ângulo interno arredondado;

-   dentes frontais inferiores - preparação com criação de sulcos;

-   pré-molares e molares maxilares e mandibulares - preparação com a formação de uma saliência biselada para o exterior.

Ao preparar com uma saliência, a largura da saliência depende do material e do desenho da estrutura protética. Para coroas sólidas, a largura da saliência é de até 0,8 mm, para coroas de metal e cerâmica pura - até 1,2 mm, coroas de polímero e porcelana - até 1,0 mm. É de salientar que estes dados iniciais foram obtidos para dentes com um comprimento normal da coroa clínica. No apoio de dentes com redução (atrofia) dos tecidos periodontais (alongamento da coroa clínica), em vez de uma saliência ou de um sulco pronunciado, é preferível desenhar um sulco plano "leve".

Para facilitar a execução de ranhuras de diferentes formas e tamanhos, é aconselhável utilizar rebarbas de calibragem adequada (Fig.4.8).

As cabeças de diamante biseladas permitem efetuar uma indentação poupando o tecido gengival. Isto poupa tempo na preparação sub-gengival com um rebordo. Uma caraterística da broca é o bisel do plano de corte, que evita o ferimento do tecido do bordo e exclui a preparação ao longo da fronteira "superfície preparada vertical do bisel horizontal" (Fig. 4.9). A utilização desta broca permite efetuar um rebordo até ao fundo da bolsa gengival.

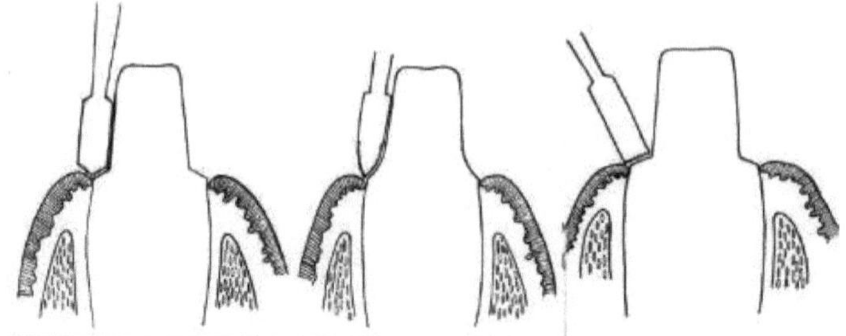

Fig.4.8. Preparação de uma saliência de forma diferente com rebarbas de extremidade.

As cabeças diamantadas de gengivocuretagem são utilizadas em pacientes com periodonto intacto (saudável). São concebidas para remover a camada interna do epitélio do sulco e o coto dentário preparado. Isto cria o pré-requisito ideal para uma moldagem precisa. A superfície de trabalho da cabeça é biselada a cerca de 3 □ e a ponta é biselada a 45 □ em relação ao eixo. O raio ótimo da ponta é considerado como sendo de 1,52 mm. A cabeça é revestida com um diamante 170 inn relativamente grosseiro (Fig. 4.10).

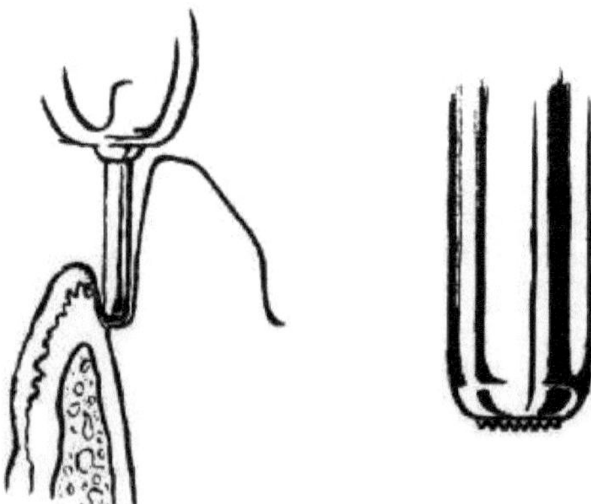

Fig.4.9 Preparação de uma saliência com uma cabeça de diamante biselada.

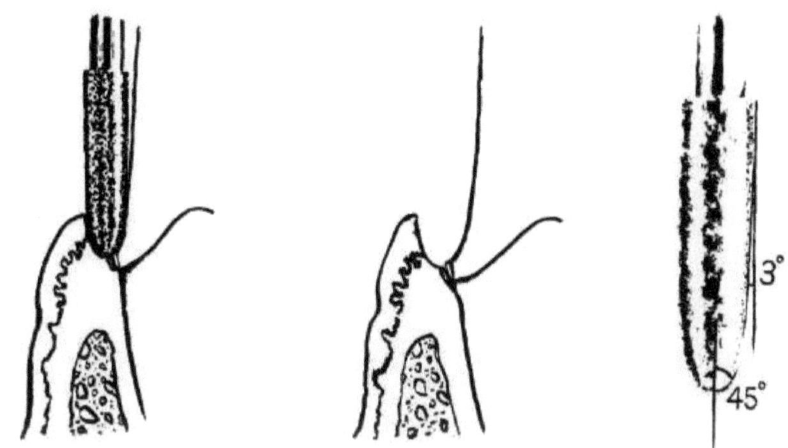

Fig.4.10. Preparação na área da bolsa gengival com um penso gengivocutâneo

bur.

Devido ao facto de a preparação com uma saliência exigir uma remoção significativa de tecido, os molares, os dentes anteriores com coroas pequenas, os dentes com cervicais expostas e os dentes de pacientes jovens são mais frequentemente recomendados nos cuidados de saúde práticos para serem preparados sem uma saliência ao fabricar coroas de polímero. Dentes anteriores despulpados, 90 dentes com um equador bem definido e uma cavidade pequena, bem como dentes com coroas grandes, são preparados com uma saliência na superfície do lábio ou da bochecha. As superfícies de contacto e palatinas de todos os pacientes, independentemente da forma do dente, são preparadas sem uma saliência.

A profundidade da bolsa gengival é de grande importância quando se planeia a localização do rebordo em próteses de polímero não removíveis. No caso de uma bolsa gengival pouco profunda, o rebordo é posicionado ao nível da margem gengival; no caso de uma bolsa gengival pronunciada, dependendo da sua profundidade, o rebordo é submergido 0,5-1 mm na margem gengival.

Existem diferentes formas de biséis dentários e para grupos individuais de dentes. Assim, para molares pequenos no fabrico de coroas metalo-cerâmicas, recomenda-se a preparação dos dentes com um bisel sem colar cervical; com um bisel que termina com um colar cervical com um degrau plano e biselado à frente do colar cervical. Para o incisivo central maxilar, recomenda-se uma saliência biselada sem colar cervical.

Para além disso, vários autores sugerem a utilização do método de preparação da saliência sob a forma de uma ranhura de ombro com um bisel (rebate) e uma porta metálica no lado lingual (palatino) ao nível ou abaixo do nível gengival no desenho da coroa. Outros recomendam fazer a saliência num ângulo de 90° ou 120° sem um bisel e com uma porta metálica no lado lingual (palatino), ou preparar a saliência num ângulo de 90° ou 120°, mas sem uma porta metálica no lado lingual (palatino). Por conseguinte, a preparação da saliência é efectuada na preparação a partir do lado vestibular do ombro sem bisel, e a partir do lado lingual (palatino) - a parte inferior com bisel, e subsequentemente - com uma porta metálica na coroa.

Como resultado da preparação, a coroa do dente deve ter superfícies verticais uniformes e ligeiramente convergentes, sem cortes inferiores, e o rebordo deve ter uma área de apoio uniforme com uma largura que permita espaço para a camada de material necessária.

Também é possível aumentar ligeiramente a altura do coto dentário, preparando-o mais perto da margem gengival.

<u>Preservação da estrutura dentária e proteção da polpa</u>

Quando se preparam dentes para coroas, existe sempre o risco de danificar a polpa. Os seguintes factores merecem uma atenção especial:

1. *Volume de tecido duro dentário preparado.* Quanto mais tecido duro dentário for removido, maior será a probabilidade de danos permanentes na polpa. É necessária uma espessura de dentina de 1-2 mm após a preparação para evitar danos na polpa.

2. *Possibilidade de danos térmicos na polpa do dente.* Para evitar danos térmicos irreversíveis na polpa, é necessário proporcionar um arrefecimento suficiente da parte de trabalho do instrumento utilizado (deve ser fornecida água na quantidade de 50mg/min. a uma temperatura não superior a 0°C). É especialmente importante que esta quantidade de água provenha não só do orifício de saída do instrumento, mas também do local de contacto entre o instrumento e a superfície do dente a ser preparado. Para conseguir a melhor irrigação de água do instrumento, o comprimento permitido da parte de trabalho da broca quando se prepara com pontas de turbina não deve exceder 2 cm. Além disso, os instrumentos muito compridos podem fazer movimentos oscilantes e partir-se a altas velocidades. O diâmetro dos instrumentos para a preparação dos dentes deve ser inferior a 1,6 mm. Se o diâmetro for grande, o instrumento fica muito quente. Pode evitar-se um sobreaquecimento significativo dos instrumentos, evitando uma forte pressão sobre o dente e a utilização de instrumentos rombos e não centrados.

As ferramentas de diamante - "tornado" têm uma ranhura em forma de espiral em toda a superfície de trabalho. A área de arrefecimento da água aumenta nestas brocas, reduzindo assim o risco de trauma térmico na polpa dentária durante a preparação dos dentes.

3. *Possibilidade de danos na polpa devido à secagem da polpa.* Podem ocorrer danos na polpa do dente preparado como resultado da secagem do dente com dispositivos de sucção fortes ou secagem intensiva repetida com uma pistola de ar. Por este motivo, se forem preparados vários dentes, os dentes preparados devem ser lubrificados com vaselina, cobertos com verniz protetor ou protegidos com próteses provisórias.

4. Utilização de micromotores ou turbinas. Ainda não é possível responder inequivocamente à questão se a preparação dos dentes com uma turbina tem um efeito negativo sobre a polpa em comparação com um micromotor. Alguns autores afirmam que as turbinas produzem vibrações ultra-sónicas que destroem as membranas dos núcleos celulares dos odontoblastos. Outros autores, baseados nos resultados de estudos histológicos, não confirmam as diferenças no impacto sobre a polpa do dente preparado com turbina ou com peças de mão mecânicas.

<u>Proteção periodontal marginal</u>

É possível proteger o periodonto de danos durante a preparação, utilizando a técnica supragengival de preparação dos dentes. Se (por razões estéticas) for necessário efetuar uma preparação subgengival dos dentes (em regra, no maxilar superior, na área dos dentes frontais e dos primeiros molares), é necessário tomar as devidas precauções para evitar traumatismos no periodonto:

- colocar um fio de retração fino antes da preparação;
- utilização de aglutinantes como o clorato de alumínio;
- utilizar uma espátula metálica estreita para proteger a margem gengival;
- preparar os dentes ao longo da margem gengival;
- a profundidade da preparação subgengival dos dentes não deve exceder 0,5-1,0 mm.

O exame da gengiva na área dos dentes após o preparo mostra danos à gengiva. Isto é particularmente pronunciado no caso da preparação do rebordo e no caso da retração do fio dental. Acredita-se que a gravidade do trauma gengival durante o preparo esteja relacionada à distância entre os tecidos gengivais e o instrumento abrasivo e as cabeças pequenas. O preparo com boro fornece esse requisito. O método de preparação do dente influencia a gravidade da reação inflamatória primária da margem gengival, que é parcial ou totalmente reversível. O grau de dano pode ser avaliado pelo número de eritrócitos ou leucócitos, predominantemente neutrófilos, no fluido oral.

<u>Forma do membro residual do dente para garantir a estabilidade da coroa artificial</u>

Após a preparação, o membro residual de cada dente deve ser moldado para garantir a estabilidade da coroa em relação às forças horizontais e verticais. Neste processo, os seguintes factores desempenham um papel importante:

- circunferência do coto do dente (quanto maior for, menos resistente é a coroa às forças de inclinação para a mesma altura e taperedness de

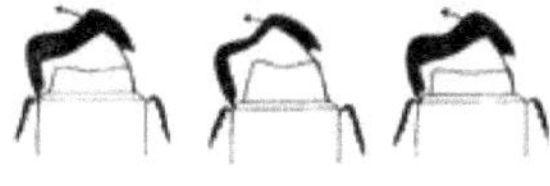

Fig.4.11

Fig.4.11

o coto) à ação de forças de inclinação à mesma altura e taperedness do membro residual);

- altura do coto dentário (altura mínima das paredes verticais após a preparação)

- 3 mm;

- ângulo de preparação (conicidade das paredes laterais). O ângulo ideal de convergência das paredes laterais do coto dentário em relação ao eixo do dente é de até 8°;

- é muito importante tentar formar paredes paralelas tanto no sentido medial-distal como no sentido vestibular-oral. Se não for formada uma parede paralela na região vestibular do lado oral, a coroa pode descimentar muito rapidamente;

- o dente deve estar na posição correcta para que a coroa o cubra adequadamente. Caso contrário, haverá problemas com a inserção e remoção da coroa, especialmente com pontes (Fig. 4.11);

- para resistir às cargas oclusais, o bordo do membro residual não deve ser plano: deve ser ligeiramente oblíquo em relação ao eixo do dente..;

- Muitas vezes, a superfície vestibular dos dentes após a preparação parece plana, quando deveria ser constituída por dois planos angulares. Isto permite ao técnico espalhar uniformemente a camada de polímero por toda a espessura da coroa, obtendo assim um resultado de resistência ótimo. Os dentes nunca têm superfícies planas, e os dentes que estamos a preparar também não devem ter.

<u>Outros factores:</u>

- rugosidade do coto do dente. Os entalhes com profundidade superior a 15 mícrones devem ser removidos com instrumentos diamantados finos (180-perit 504: o tamanho do grão do revestimento diamantado de 24-40 mícrones dá uma profundidade de rugosidade de cerca de 15 mícrones). Para nivelar a superfície do esmalte do dente após a preparação com instrumentos de alta velocidade, recomenda-se a utilização de micromotores com uma velocidade média de cerca de 20.000 rpm;

- preparação de cavidades adicionais tipo "caixa" ou incisões de retenção paralelas axiais na região aproximada. Estas medidas adicionais para melhorar a estabilidade das coroas artificiais são indicadas no caso de coroas clínicas curtas ou se o dente tiver sido previamente preparado com uma conicidade acentuada.

<u>Auxiliares de preparação dentária</u>

A preparação dos dentes é efectuada utilizando paralelogramos intra-orais ou placas de plástico com indicação da direção de inserção do instrumento.

<u>Controlo da preparação dentária</u>

O controlo da remoção do volume de tecido duro durante a preparação é efectuado visualmente pelo médico. Tendo em conta que, neste caso, existe uma grande subjetividade, são propostos métodos de controlo. Estes têm pouco significado prático.

É possível fazer um rolo de silicone a partir da impressão efectuada antes da preparação, que, juntamente com instrumentos de medição (com sonda periodontal), é utilizado para determinar a quantidade de preparação dos tecidos duros do dente.

A placa de cera aquecida e o papel vegetal também podem ser utilizados para este fim, mas apenas para avaliar a desoclusão.

Impressão anatómica

A clareza e a precisão da impressão, bem como os modelos obtidos a partir delas, são essenciais para uma prótese de qualidade com todos os tipos de próteses fixas e removíveis.

São utilizados vários tipos de impressões anatómicas para o fabrico de coroas. Ao sistematizá-los de acordo com as características principais, clarificámos a classificação moderna das impressões anatómicas (Fig. 4.12).

Após o preparo dentário, ocorre um "edema" da camada edêntula, que é atribuído à vibração que ocorre no periodonto durante o preparo dentário. A reação inflamatória aumenta a partir de 2 horas após o fim da preparação. Por conseguinte, é preferível efetuar uma moldagem no prazo de 2 horas após a preparação.

Na preparação sub-gengival, é preferível que a impressão não seja efectuada imediatamente após o tratamento do dente, mas 2-3 semanas mais tarde. Isto melhora a qualidade da impressão (sem sangramento gengival). Além disso, é fácil avaliar a reação do periodonto marginal ao desgaste dos tecidos duros do dente. Ao fazer as moldagens, pode ser utilizado um fio dentário de retração. Por exemplo, um novo desenvolvimento da empresa ROEKO - "stey put", é baseado num fio de cobre. Este fio fixa-se facilmente nas bolsas gengivais e não escorrega como os outros fios. Antes de entrar na bolsa, o fio deve ser humedecido com um líquido de pré-impregnação - "Gingava - liquid", da empresa ROEKO. Trata-se de uma solução hemostática a 10% de cloreto de alumínio hexa-hidratado sem epinefrina.

Recentemente, os materiais de impressão à base de borracha de silicone e alginatos têm sido amplamente publicitados e utilizados. Estão atualmente no seu auge e são os líderes indiscutíveis entre os materiais de moldagem modernos. O gesso é tradicionalmente utilizado devido ao seu baixo custo e disponibilidade geral. No estrangeiro, são também oferecidos materiais de gesso para a realização de moldagens, por exemplo, pela Vauer - "Xantano". A sua utilização proporciona uma elevada precisão, a reprodução de todos os pormenores, tem um tempo de presa curto e um sabor neutro.

São também utilizados materiais de impressão termoplásticos. Não é aconselhável utilizar estes últimos na sua forma pura para o fabrico de coroas de plástico.

Os materiais de impressão de poliéster e polissulfureto não estão atualmente disponíveis no nosso mercado.

Tendo em conta as propriedades dos materiais, recomenda-se que as impressões feitas de hidrocolóides reversíveis e irreversíveis sejam processadas imediatamente após a cura, uma vez que um atraso conduzirá a anomalias volumétricas graves.

Os materiais de impressão pertencem ao grupo dos materiais auxiliares. Estão sujeitos a uma série de requisitos.

Existe uma tendência para a melhoria dos materiais de impressão. Embora todos os investigadores se esforcem incansavelmente por criar o material ideal, nenhum material de moldagem conhecido satisfaz todos os requisitos. Este facto explica provavelmente a grande variedade de materiais de impressão disponíveis para os cuidados de saúde práticos.

Ao assegurar uma hidrofilicidade muito elevada dos materiais de impressão, estes ficam bem molhados e não são afectados pelo fluido oral. Isto permite obter uma impressão nítida da bolsa gengival.

Ao mesmo tempo, tentam também conferir-lhe um carácter não fluido - tixotropia. A tixotropia garante que, quando é aplicada uma força externa, o fluxo (escoamento) do material pára sem a aplicação de uma força. Isto evita o fluxo do material de impressão da colher, o que provoca sensações desagradáveis nos pacientes. Este material é fácil de espremer, tem boa amassabilidade e, quando pressionado para baixo, permite a passagem livre para áreas estreitas.

<u>Seleção de uma colher de moldagem.</u> Ao fabricar coroas de polímero, deve ser feita uma impressão anatómica utilizando uma colher de impressão. Também é possível fazer uma moldagem anatómica sem uma moldagem anatómica - o método de moldagem anatómica sem moldeira.

Existem vários tipos de colheres normais (completas e parciais).

Existem colheres para tirar impressões anatómicas parciais e totais de um ou ambos os maxilares...

Para as impressões anatómicas, são utilizadas colheres fabricadas em fábrica (padrão) ou colheres feitas diretamente na instituição médica.

São feitas de metal e plástico, mas também estão disponíveis colheres de cerâmica e de vidro. As colheres de metal (reutilizáveis) podem ser esterilizadas várias vezes. As colheres de plástico são únicas e reutilizáveis. Se a colher de plástico não estiver embalada individualmente numa embalagem hermeticamente fechada e marcada como estéril, deve ser esterilizada antes de ser utilizada.

As colheres de moldagem devem: ser suficientemente longas para suportar a moldagem; não dobrar durante o trabalho; ter um cabo forte, de preferência de uma só peça; resistir à esterilização, por exemplo, num autoclave (se as colheres não forem descartáveis).

Uma colher bem escolhida facilita a moldagem e melhora a sua qualidade, pelo que quanto mais difíceis forem as condições de moldagem, mais cuidadosamente deve ser selecionada.

Algumas empresas produzem colheres de plástico apenas em tamanhos grandes, por exemplo, feitas de poliestireno e polietileno. É conveniente para o protésico guardar uma colher deste tipo, serrando uma parte dela, por exemplo, o comprimento ou os lados.

Para os pacientes individuais, as colheres de moldagem de plástico padrão podem ser adaptadas, encurtando ou alongando os seus lados com cera, serrando orifícios para os dentes preservados. Isto evita dificuldades na obtenção de uma impressão.

O princípio da mistura automática torna possível a utilização da técnica de um passo para impressões de duas camadas. Infelizmente, as massas de impressão em pó requerem uma mistura manual e são necessárias certas competências para manter a sincronização da técnica de uma só etapa. Isto impede os médicos de adoptarem totalmente esta nova tecnologia.

Ao efetuar uma impressão para o fabrico de coroas, é suficiente visualizar a área dos dentes, a superfície oclusal da dentição e uma pequena parte do processo alveolar. Deve ser dada especial atenção à bolsa gengival na área do dente preparado. Para todos os tipos de próteses parciais, uma impressão anatómica só é adequada se for mostrado o relevo da base da prótese na área de toda a prega de transição, todo o processo alveolar, o palato e a linha dentária.

Os requisitos gerais para a qualidade de todas as impressões são que não deve haver poros na superfície de impressão na área do leito da prótese, nenhuma mancha no relevo devido ao excesso de muco e nenhuma peça perdida do material de impressão.

I

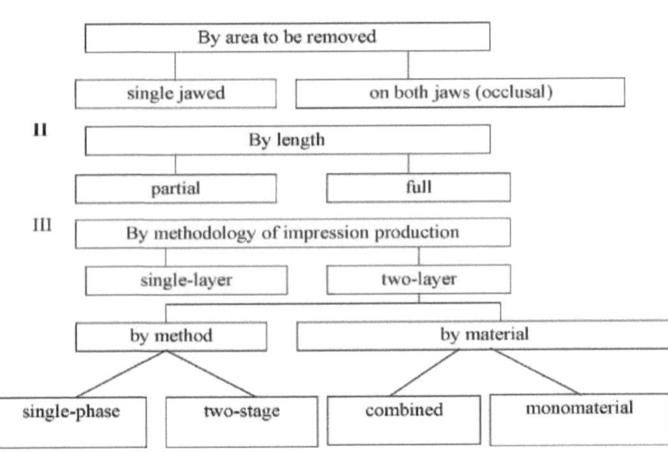

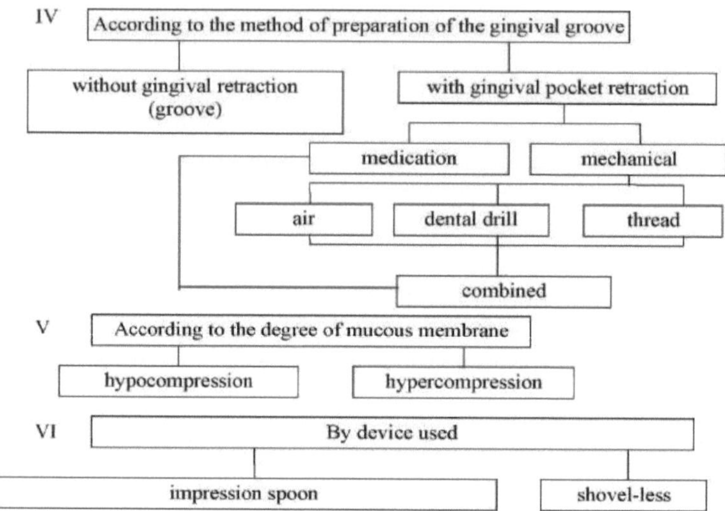

Fig. 4.12. Classificação das impressões anatómicas

Técnicas de obtenção de impressões. Está descrito e é utilizado um grande número de técnicas de moldagem. Para um caso particular, a técnica de moldagem é determinada principalmente pela disponibilidade de materiais de moldagem específicos disponíveis no momento da obtenção da moldagem na clínica, bem como pelo que está a ser feito para o doente, a condição clínica da base da prótese, as qualificações do médico e muitos outros factores subjectivos.

Aqui estão os mais comuns que podem ser usados na fabricação de próteses fixas.

Antes de efetuar uma moldagem, o dentista deve sempre oferecer ao doente um enxaguamento bucal. Isto remove o excesso de muco, o que evita que o relevo do leito da prótese fique manchado na impressão. Para este efeito, é suficiente que o doente enxague a boca com água. Em alguns casos, quando a cavidade oral é considerada uma fonte de infeção ou quando há danos na mucosa, a boca é lavada com uma solução anti-séptica fraca antes do procedimento.

Para melhorar a impressão da área sub-gengival dos dentes preparados, são sugeridas várias manipulações médicas originais e simples. Por exemplo, a lubrificação dos dentes preparados com um detergente fraco imediatamente antes de efetuar a impressão. Estas manipulações permitem uma reprodução fácil e exacta da área de preparação sub-gengival.

A moldagem de uma camada numa só fase (sinónimos: moldagem de uma camada numa só fase e moldagem monolítica numa só fase) é feita com materiais de moldagem de média viscosidade de gesso, poliéster, polissulfureto, alginato e silicone. A moldagem é efectuada de acordo com o esquema-algoritmo clássico: seleção de uma colher, preparação do material de moldagem, colocação do mesmo na colher, colocação do mesmo na mandíbula, após solidificação, moldagem e respectiva avaliação (Fig. 4.13).

A vantagem desta técnica - a utilização de um tipo de material permite obter rapidamente uma impressão, a possibilidade de trabalhar sem um assistente, o que é considerado mais económico.

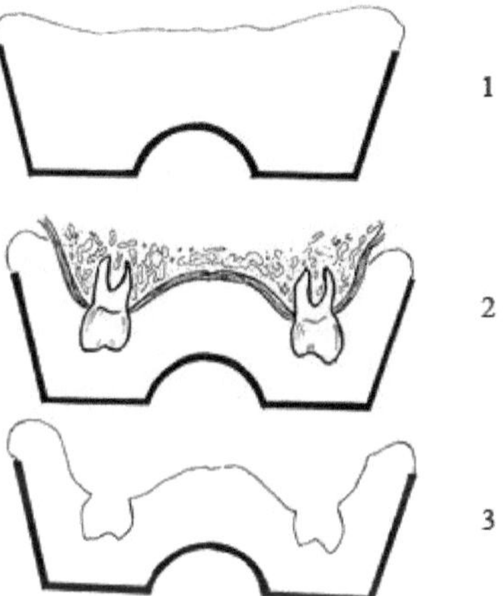

Fig. 4.13. Esquema de uma impressão de camada única de fase única.

As desvantagens incluem o facto de a impressão ser de hipocompressão, a bolsa gengival (sulcos) ser pouco visível, a contração do material de impressão ser maximizada.

Impressão monofásica de duas camadas (monofásica).

Pode ser utilizada com massas de silicone de viscosidade muito elevada (básica) e de baixa viscosidade (correctiva). Há uma série de requisitos para a massa correctiva, que é aplicada ao dente utilizando esta técnica. O principal requisito é que a massa não pingue do dente preparado depois de ter sido aplicada na cavidade oral. O dentista deve ter um assistente para fazer a moldagem, porque a pasta básica (sinónimo: pasta de base, pasta de base) e a pasta de correção são misturadas ao mesmo tempo. A pasta de base é colocada numa colher, enquanto a pasta de correção é aplicada no dente preparado com uma seringa ou uma espátula sobre a pasta de base. A colher é então introduzida na cavidade oral e fixada no local. A pasta de correção é distribuída nos recessos e fendas, mas apenas na área de aplicação (Fig. 4.14).

Vantagens: a polimerização simultânea de duas camadas de material permite evitar as dificuldades inerentes ao método de duas fases: economia de tempo considerável, probabilidade mínima de mistura de dentes.

A desvantagem desta técnica de moldagem é a necessidade de trabalhar com um assistente, uma interação clara com ele, uma vez que o fator tempo domina. A contração do material de impressão pode ser maximizada.

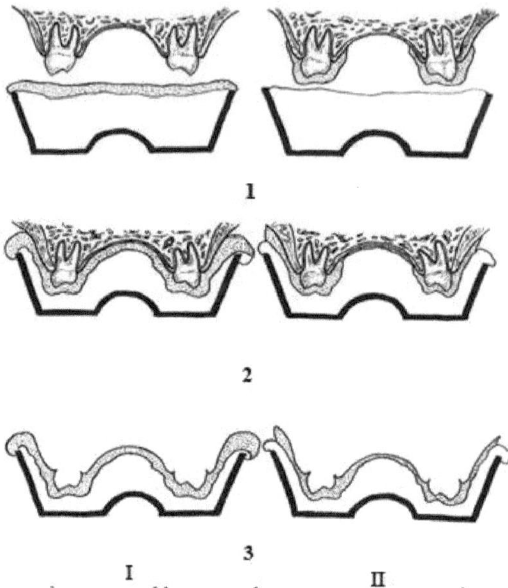

Fig. 4.14. Esquema de realização de uma impressão de duas camadas numa fase.
I. Material de correção da impressão.
II. Material de correção no dente.

<u>Uma impressão de duas camadas e duas fases (duas fases).</u> Requer materiais de silicone de viscosidade muito elevada (base) e de baixa viscosidade (corretivo). Primeiro, a pasta de base é misturada e é efectuada uma impressão preliminar. Depois disso, recomenda-se a preparação da impressão, que consiste na execução de canais de drenagem e na remoção de divisórias interdentárias. Isto é feito com cortadores e tesouras especiais. A pasta de correção é misturada e aplicada na impressão preliminar de forma uniforme em toda a superfície. A impressão é colocada no maxilar (Fig. 4.15.).

Vantagens - elevada precisão, o fator tempo não domina devido à fase de trabalho, pelo que não é necessária a assistência de um assistente. A profundidade da bolsa gengival é maximizada. A primeira camada transforma a colher padrão numa colher individual. Assim, a dobra de transição pode ser mapeada em relação ao estado funcional, o que é muito importante nas próteses removíveis.

Desvantagens - consome mais tempo, possivelmente mais erros clínicos - colocação incorrecta da impressão final, mistura dos dentes de suporte por pressão, pode ocorrer separação das camadas de impressão.

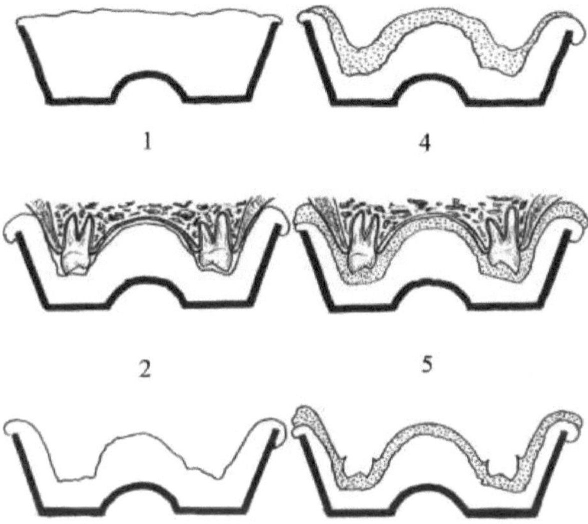

Fig. 4.15. Esquema da realização de uma moldagem de duas camadas em duas fases.

Impressão combinada de duas camadas em duas fases (duas fases).

Para obter uma impressão combinada, são utilizados materiais de diferentes grupos de natureza química. Os materiais termoplásticos e o gesso são utilizados para a base, e os materiais elásticos - materiais de silicone de média e baixa viscosidade, alginatos e outros para a perfuração. Em primeiro lugar, prepara-se o material de moldagem para a moldagem preliminar, que é colocado na colher de moldagem, e coloca-se uma camada de gaze por cima. A colher é introduzida na cavidade oral e pressionada o mais possível contra os dentes. O médico forma o bordo da impressão e, em seguida, para empurrar o material para trás nas áreas de revisão e criar um espaço maior para a massa elástica, pode fazer movimentos de "afrouxamento" da colher nas direcções anteroposterior e lateral. Desta forma, o volume interno da impressão é aumentado. Após a realização da moldagem preliminar, se a gaze estiver seca e fixa na moldagem, pode ser deixada para segurar a massa elástica correctiva, mas no caso de impregnação com fluido oral, deve ser removida, pois não haverá retenção. As impressões de gaze na impressão contribuem para a retenção da massa de correção na base. O material de moldagem para a camada correctiva é preparado da forma convencional e colocado uniformemente sobre toda a superfície. A impressão é então colocada na mandíbula (Fig. 4.16). Após aguardar a fase elástica do material de moldagem corretivo, a moldagem é removida.

Vantagens - a precisão necessária é assegurada, o fator tempo não é dominante devido à fase de trabalho, pelo que não é necessária a assistência de um assistente. A impressão é hipercomprimida. O limite entre o dente e a gengiva é bem removido.

A desvantagem é que demora mais tempo e as camadas da impressão podem ser separadas.

Para além das técnicas de moldagem do maxilar, também é possível fazer uma única moldagem do maxilar superior e inferior - uma moldagem oclusal (sinónimos oclusal, bicúspide). Para este efeito, podem ser utilizadas colheres de moldagem especiais ou podem ser feitas sem elas. A impressão oclusal pode ser total ou parcial.

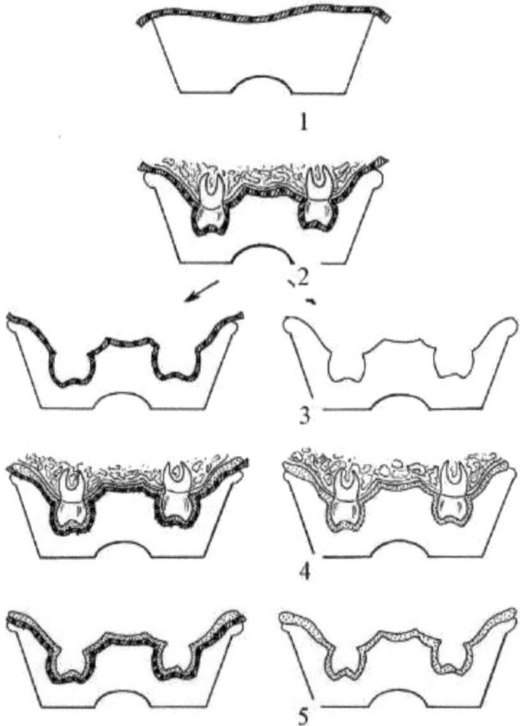

Fig. 4.16. Esquema para efetuar uma impressão combinada de duas camadas.

Uma impressão oclusal é uma representação negativa dos maxilares superior e inferior fixados numa oclusão. Para o fabrico de próteses, esta é a oclusão central. Para as coroas de polímero, são utilizadas impressões oclusais parciais.

Ao fazer uma impressão oclusal com uma colher, é necessário seleccioná-la e armazená-la previamente. A colher não deve interferir com a posição da mandíbula na posição oclusal central (Fig. 4.17).

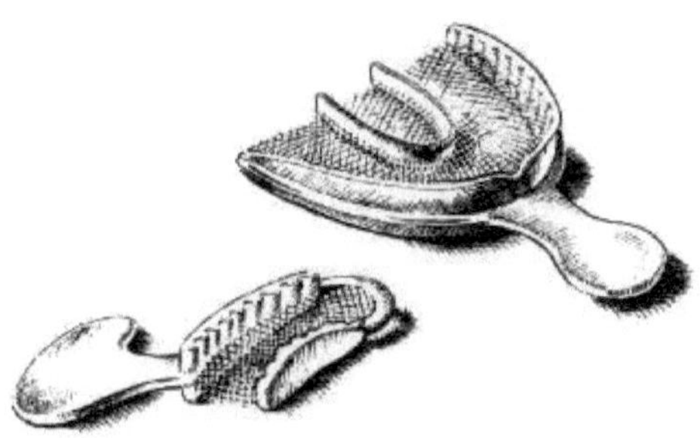

Fig.4.17. Tipos de moldeiras padrão para impressões oclusais (impressões totais e parciais).

Durante a adaptação, a colher de plástico pode ser desbastada nos locais onde interfere com o fecho da mandíbula. Trata-se normalmente da zona do espaço retromolar ou da mucosa ao longo da prega de transição no lado oral. É necessário ensaiar várias vezes a técnica de moldagem com uma colher sem material de moldagem, com a mandíbula na posição desejada.

Ao efetuar uma impressão oclusal de camada única e fase única, o material de impressão é preparado, colocado numa colher na malha de cima e de baixo e inserido na cavidade oral. Depois disso, o doente, sob a supervisão do médico, fecha os maxilares na posição de oclusão central. Depois de aguardar a fase final de solidificação do material de impressão, pede-se ao doente que abra a boca (abra os maxilares). A impressão é retirada da boca.

Para este efeito, podem ser utilizados materiais de impressão de alginato, silicone de média viscosidade, poliéster e polissulfureto.

É efectuada uma moldagem de duas camadas de uma e duas fases, utilizando colheres de moldagem oclusais, de acordo com o mesmo esquema de uma mandíbula.

Vantagem: poupa-se muito tempo e material de impressão.

Desvantagem: é necessária uma elevada qualificação do médico, são possíveis erros de alinhamento dos maxilares (oclusão lateral e anterior, ausência de oclusão), requer dispositivos especiais (colheres) que podem interferir com o aperto dos maxilares do doente, a altura da mordida deve ser fixada. Está contraindicado em doentes com perturbações da respiração nasal.

Nas próteses com coroas de polímero, são também utilizadas impressões oclusais, obtidas sem moldeira.

A recolha de impressões oclusais sem moldeira tem algumas particularidades.

Quando se efectuam moldagens de duas camadas de uma fase e de duas camadas de duas fases, são utilizados materiais de silicone de diferentes viscosidades. A base para as impressões combinadas de duas camadas de duas fases é um material termoplástico, e qualquer material elástico é utilizado para impressões correctivas.

No caso de uma impressão oclusal numa só fase, o profissional deve ter um assistente. Preparar a base e os materiais correctores ao mesmo tempo. Colocar a massa de correção nos dentes ou na base, colocar a massa de impressão na cavidade oral e colocar os maxilares na posição de oclusão central. Depois de a massa solidificar, o doente abre a boca, a impressão é extraída e a sua qualidade é avaliada.

A vantagem é a remoção menos demorada de moldes para o fabrico de próteses, não sendo necessários dispositivos. É indicado para pacientes que não toleram o método convencional de recolha de impressões.

A desvantagem é que requer uma elevada qualificação do dentista e pode causar erros de fixação do maxilar (posicionamento incorreto do maxilar inferior). Só podem ser utilizados eficazmente em casos em que existam dentes antagonistas (mordida fixa). Esta condição limita o âmbito da sua aplicação.

Algoritmo para obter impressões oclusais em duas fases sem uma moldeira para próteses fixas - preparar o material de impressão para a base, colocá-lo na área dos dentes preparados, fechar os maxilares do doente na posição de oclusão central e efetuar uma impressão preliminar nos lados vestibular e oral. Após o endurecimento, a impressão é removida da boca. O material de correção é preparado, aplicado na superfície de trabalho preparada da impressão provisória, colocado no maxilar e o doente volta a fechar os maxilares em oclusão central. Após aguardar a solidificação, o doente abre a boca. A impressão é removida da cavidade oral.

Foram descritas várias técnicas originais para a obtenção de impressões para o fabrico de coroas ou próteses parciais fixas, que permitem melhorar a qualidade das próteses. Por exemplo, se uma moldeira pequena para impressões oclusais não for suficientemente rígida para obter um bom resultado, é necessário endurecer a moldeira padrão. Os dentes preparados são cobertos com uma placa de cera amolecida, o material de moldagem é colocado numa colher de moldagem parcial padrão, depois a colher é colocada nos dentes preparados e pede-se ao doente que feche a boca. Passados 3-5 minutos após o endurecimento do material, a colher é retirada da boca, a tira de cera é removida e é efectuada uma impressão dupla de acordo com o método habitual.

<u>Complicações da recolha de impressões</u>

A complicação mais comum é o reflexo de vómito, que ocorre quando as terminações nervosas do palato duro e mole, e menos frequentemente a raiz e as superfícies laterais da língua, são irritadas. Em grande medida, a ocorrência de tal complicação é determinada pelo excesso de material de impressão na colher ou pela pressão incorrecta da colher na mandíbula, ou pelo fluxo de material de impressão antes do início do endurecimento. Isto ocorre mais frequentemente quando se efectua uma moldagem no maxilar superior.

Se ocorrer engasgamento no momento da moldagem, este pode ser abrandado pedindo ao doente para respirar profundamente pelo nariz. Se isto não permitir a normalização o mais rapidamente possível, é necessário retirar a colher com o material de moldagem da boca (cuidados de emergência).

Para evitar o reflexo de vómito durante a moldagem, é necessário selecionar com precisão a colher de moldagem, devendo ser utilizadas massas elásticas e numa quantidade mínima. Antes de efetuar uma moldagem, é aconselhável experimentar a colher várias vezes, como se o doente se habituasse a ela. Não é necessário dar ao doente a posição correcta (uma ligeira inclinação da cabeça para a frente) e pedir-lhe que não mexa a língua e que respire profundamente pelo nariz. Estas técnicas, bem como um treino psicológico adequado, podem, em alguns casos, eliminar a vontade de vomitar.

Para evitar a vontade de vomitar em doentes com uma forte reação de vómito, recomenda-se a anestesia do limite entre o palato duro e o palato mole, das pregas mandibulares e da raiz da língua, por exemplo, lubrificando com solução de cocaína ou decaína ou irrigando com solução de proposol a 10% (preparação medicamentosa especial). Mas isto pode remover completamente o reflexo protetor do vómito e levar ao fluxo de saliva ou à aspiração do material de impressão para a laringe. Isto pode levar a asfixia.

Pequenas doses de um neuroléptico, tomadas 1 hora antes da toma de impressões, têm um bom efeito antiemético.

Ao selecionar um material de impressão nestes casos, deve ser dada preferência aos materiais de secagem rápida ou, se possível, a quantidade de catalisador deve ser aumentada durante a mistura.

A segunda complicação é o traumatismo da mucosa oral e do lábio pelos bordos da colher de moldagem ou por peças pontiagudas do material de moldagem durante a moldagem grosseira. As lesões são registadas durante a aplicação ou remoção da impressão. Para evitar esta situação, a colher deve ser cuidadosamente selecionada e a impressão deve ser feita com cuidado. Cuidados de emergência - tratamento médico da mucosa lesada.

A terceira complicação é a ocorrência de hemorragia da bolsa gengival após a realização de uma moldagem, quando esta é puxada bruscamente para fora do maxilar. Isto é causado pela pressão negativa sob a impressão, que provoca danos vasculares nesta área. Estes danos ocorrem em doentes com doença periodontal e em caso de retração gengival. Para evitar esta complicação, a impressão deve ser apertada lentamente. Cuidados de emergência - para parar a hemorragia, para efetuar, se necessário, um tratamento destinado à normalização na área periodontal.

A quarta complicação é a aspiração do material de moldagem, por exemplo, um pedaço de gesso preso na raiz da língua. Para evitar esta complicação, é necessário que o doente fique numa posição vertical durante a moldagem, sem inclinar a cabeça. Em caso de ameaça de aspiração, o doente deve ser fortemente atingido na parte de trás da cabeça. Em caso de aspiração - hospitalização urgente.

A quinta complicação é a extração acidental de dentes móveis, especialmente aqueles com uma coroa clínica alta. Isto pode ser evitado através da extração cuidadosa da impressão, especialmente do gesso, libertando o dente com incisões adequadas.

Cuidados de emergência - para parar a hemorragia, controlar que o material de impressão não entre ou permaneça na cavidade.

A cor pode ser determinada diretamente no dente a restaurar, antes de o tecido duro ter sido preparado, no dente com o mesmo nome, se o dente tiver sido descolorido, ou se o dente já tiver sido preparado. Ao fabricar coroas para ambos os dentes com o mesmo nome, a cor dos dentes adjacentes pode ser utilizada como ponto de referência.

A determinação da cor é melhor efectuada antes da preparação para evitar erros devido à fadiga ocular, à desidratação do dente e à descoloração durante a remoção do tecido dentário. No entanto, na prática dos cuidados de saúde, isto é feito, por alguma razão, depois de a impressão ser efectuada. Isto parece dever-se ao facto de ser recomendado na maioria das brochuras publicitárias.

No processo de seleção da cor, é aconselhável que o dentista, o doente e o técnico dentário que irá fabricar a prótese estejam envolvidos. No entanto, a decisão e a responsabilidade recaem exclusivamente sobre os ombros do dentista.

Recentemente, o procedimento de branqueamento dos dentes está a tornar-se muito popular, pelo que, nos EUA, mais de 50% da população tirou partido do mesmo. Também está a tornar-se muito popular no nosso país. O branqueamento influenciou a escolha da cor pelos pacientes das clínicas dentárias. Por isso, é sempre necessário esclarecer, ao determinar a cor dos dentes a clarear, se já foi feito anteriormente e quando foi feito.

A determinação da cor da coroa de polímero não deve ser realizada sob luz solar direta ou sob luz artificial. A utilização de dispositivos de iluminação especiais (uma lanterna em forma de aro com um diâmetro de dez polegadas) permite-lhe eliminar o brilho na superfície dos dentes. É melhor examinar as tonalidades dos dentes em diferentes condições de iluminação.

Facilita a determinação da cor a técnica de interromper a determinação da cor a cada 15-30 segundos, e nos intervalos o médico deve olhar para o fundo azul para a pureza do estudo.

A determinação da cor também é efectuada com a ajuda de sensores fotográficos especiais, que provavelmente devem ser reconhecidos como a inovação mais progressiva. A utilização de câmaras intra-orais, computador e programas especiais permite determinar a cor imediatamente de acordo com a numeração das cores.

É importante lembrar que, de acordo com a intensidade do tom de cor nas linhas do dente, distinguem-se quatro grupos de dentes: o primeiro mais claro - incisivos laterais no maxilar superior e todos os incisivos no maxilar inferior; o segundo - incisivos centrais superiores; o terceiro - pré-molares; o quarto, o mais escuro - caninos e molares. E também deve ser levado em conta que o dente natural é muito raramente unicolor (monocromático), e mais frequentemente tem dois ou três esquemas de cores. E o limite da transição é suave e nítido.

Deve ter-se em conta que os dentes saudáveis não são belos dentes brancos como a neve, mas sim dentes que se assemelham um pouco ao marfim com o seu brilho mate. A cor amarela dos dentes sugere uma predisposição para doenças da vesícula biliar e é também observada em fumadores inveterados. Os dentes castanhos indicam um enfraquecimento grave do corpo, problemas de saúde graves. Coloração perolada dos dentes - predisposição para tuberculose e anemia. Dentes brancos como a neve - violação do equilíbrio das substâncias minerais.

A cor da coroa de polímero é determinada de acordo com a coloração do material a partir do qual será feita e, ao fazer uma coroa a partir de um dente artificial padrão - de acordo com a coloração desses dentes ou de um álbum de dentes artificiais (a forma do dente também pode ser selecionada de acordo com os contornos do rosto). Os desenhos monocromáticos prevalecem na prática dos cuidados de saúde no fabrico de coroas de polímero. Nestes casos, deve ser utilizada a cor do tecido duro dentário na zona do centro da superfície vestibular da coroa e do bordo incisal.

Ao começar a determinar a cor no fabrico de coroas de duas a três cores, é útil desenhar um esquema de cores da coroa em papel, indicando os limites da distribuição de cores individuais, manchas e linhas de fratura do esmalte. É necessário prever imediatamente os locais de transparência e opacidade, e depois outras características do efeito de cor. As áreas problemáticas dos dentes são marcadas com um marcador. A cor da coroa de polímero depende não só da coloração selecionada, mas também da espessura da sua amostra. A parede vestibular da coroa na parte vestibular da coroa a 2 3 da sua altura é mais fina do que a amostra de cor, pelo que devem ser seleccionados tons mais escuros para esta parte da coroa. O esquema de cores é enviado para o laboratório dentário juntamente com a impressão.

<u>Proteção do dente preparado</u>

A preparação dos dentes para coroas provoca a chamada "hiperémia pulpar". Além disso, após a remoção do esmalte do dente, a polpa começa a reagir de forma aguda a estímulos térmicos e químicos. Existe também o risco de infeção da polpa. Para reduzir ou evitar esta complicação indesejável, os dentes preparados são protegidos.

Para proteger e desinfetar o coto dentário preparado, recomenda-se que seja tratado com um spray de água e depois com uma solução contendo clorexidina. A dentina do coto dentário é protegida com preparações de hidróxido de cálcio, que são aplicadas com uma bola de borracha numa peça de mão angulada a baixa velocidade. É possível utilizar adesivo quimio ou fotopolimerizável para fotocompósitos - o dente preparado é coberto com adesivo e necessariamente, se necessário, polimerizado com luz.

Atualmente, é amplamente recomendada a utilização de um verniz de revestimento para cotos dentários, a fim de evitar danos na polpa por influências externas e reduzir a sensibilidade dentária. Isto é especialmente importante se tivermos em conta que existe uma permeabilidade selectiva através dos túbulos dentinários. Esta permeabilidade é fortemente reduzida quando os cotos são revestidos com verniz.

A proteção do dente preparado sem polpa também é efectuada com coroas de polímero através da aplicação de revestimentos protectores nos tecidos duros, tais como verniz fluoretado. Para este efeito, são utilizados revestimentos de colofónia e celoidina, pasta de flúor a 75%, cyacrine e cola BF-6.

Apesar de todas estas medidas, surgem complicações que obrigam a uma despolpa dentária.

Dado que após uma preparação, especialmente uma preparação profunda, pode haver desconforto devido à síndrome da dor, o médico deve ser claramente orientado se o dente deve ser despolpado ou se tudo ficará bem após a fixação da coroa.

Neste caso, deve ser feita uma distinção entre a dor dentária, que é causada pelo adelgaçamento do tecido duro do dente, e a dor pulpar, que é causada por alterações na polpa em resultado das preparações.

Características clínicas da dor dentária e pulpar,
que ocorre após a preparação de dentes para coroas

Dor na dentina	Dor na polpa
Dores agudas e espasmódicas	Dor latejante e surda
É facilmente localizável	É difícil de localizar
Estímulos: tato, frio, ki slot, desidratação	Reação lenta ao calor ou ao aumento da
OOD - até 5 mka	pressão venosa durante o sono
Resistência eléctrica - superior a 25	OOD - até 15-20 mka
kOhm	A resistência eléctrica é
Conduzido ao longo de pequenas fibras	inferior a 15 kOhm
mielinizadas no tronco nervoso	Conduzido ao longo de grandes fibras
	não mielinizadas no tronco nervoso

Fabrico de uma coroa de polímero

A fase técnica (dentária) consiste no fabrico indireto (sobre um modelo de gesso do maxilar) de uma coroa de polímero, que é realizado por um técnico de prótese dentária.

Novos materiais e tecnologias modernas permitem melhorar efetivamente o fabrico nesta fase da prótese dentária.

É aconselhável que o clínico coordene as especificidades do fabrico com o técnico de prótese dentária. Se tal não for possível, as variações nas instruções do laboratório podem ser compensadas por uma comunicação eficaz entre o clínico e o técnico de prótese dentária, em que o clínico monitoriza o progresso do trabalho no laboratório, especialmente o fabrico e a preparação de modelos de gesso e a receção de reproduções em cera das coroas.

Os métodos de fabrico propostos e testados, de acordo com a principal caraterística dentária das estruturas poliméricas, permitem dividi-las em dois grupos:

Preparação da impressão

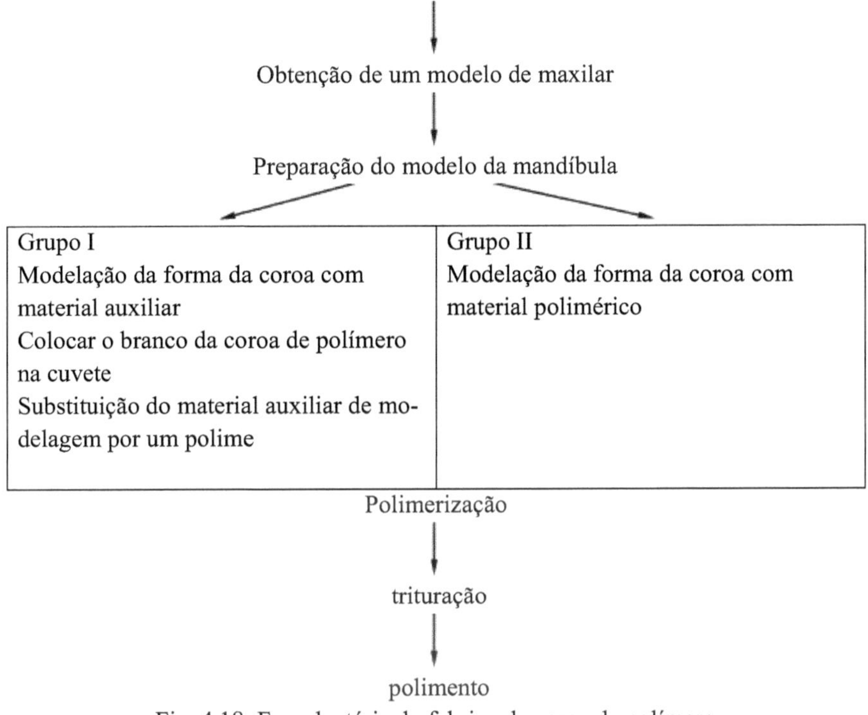

Fig. 4.18. Fase dentária do fabrico da coroa de polímero

Grupo I - o fabrico da coroa é efectuado diretamente com apenas polímero diretamente no modelo de gesso do maxilar;

Grupo II - o fabrico da coroa de polímero é efectuado através de uma reprodução em cera obtida sobre (por) um modelo de gesso do maxilar com posterior substituição da cera por polímero, utilizando um molde individual.

O esquema-algoritmo do fabrico de coroas de polímero é apresentado na Fig. 4.18.

<u>Preparação de impressões -</u> As impressões obtidas na clínica e utilizadas para a moldagem de modelos de maxilares de trabalho e auxiliares para próteses têm de ser desinfectadas (descontaminadas).

<u>A necessidade de desinfeção de moldes</u> em dentisteria ortopédica deve-se ao facto de as doenças infecciosas representarem um perigo para os dentistas que têm contacto com microrganismos do sangue e da saliva dos doentes. Isto é mais verdadeiro para os vírus da hepatite B e da SIDA. Uma vez que a SIDA se tornou uma pandemia e há um aumento significativo da incidência da hepatite viral B (VHB), o problema da desinfeção e esterilização em medicina dentária é particularmente grave.

Os dentistas pertencem ao grupo de maior risco profissional no que diz respeito ao VHB e à SIDA. Pensa-se que o risco de contrair o VHB entre os dentistas é 3-4 vezes superior ao dos médicos de outras especialidades.

A infeção do pessoal médico e dos dentistas ortopédicos quando trabalham com doentes com SIDA não foi definitivamente provada, embora teoricamente exista. O risco profissional dos dentistas e do pessoal médico dos departamentos dentários está relacionado com o facto de a maior concentração de vírus da SIDA e do VHB se encontrar no sangue e na saliva.

Outros microrganismos patogénicos podem estar presentes na cavidade oral: bactérias da tuberculose, vírus da gripe, vírus do herpes, rinovírus, bactérias gram-positivas e gram-negativas, fungos e outros.

Assim, as impressões e as colheres de impressão em contacto com sangue e saliva podem ser uma fonte de infeção para dentistas, enfermeiros, técnicos de prótese dentária e pacientes.

O problema da desinfeção das impressões feitas com todos os materiais de impressão conhecidos ainda não foi totalmente resolvido em nenhum país do mundo. Até à data, não existe uma abordagem unificada.

As dificuldades na desinfeção das impressões residem no facto de os métodos e meios de desinfeção aplicados deverem ter uma elevada atividade virulicida, bactericida e fungicida, mas, ao mesmo tempo, não afectarem as propriedades do material de impressão, a acuidade e a qualidade dos modelos obtidos a partir das impressões, nem terem um efeito prejudicial no pessoal de trabalho.

Se nos esforçarmos por cumprir estes requisitos, os materiais de moldagem e os métodos de esterilização conhecidos são incompatíveis com os cuidados de saúde pública práticos.

A desinfeção pode ser efectuada por meios físicos e químicos. A utilização de agentes físicos para a desinfeção de moldagens é extremamente limitada, principalmente devido à vulnerabilidade dos materiais de moldagem aos efeitos de factores como a temperatura alta e baixa, a secagem, a irradiação, etc.

A autoclavagem pode mesmo destruir o gesso, e a esterilização por gás é um método dispendioso e moroso. A irradiação por micro-ondas é o método mais aceitável para a descontaminação de moldes de gesso. No entanto, este método é ineficaz contra bactérias formadoras de esporos, bem como contra vírus.

Estão disponíveis vários agentes químicos, aplicados por imersão, pulverização (irrigação) e aerossol.

Os desinfectantes à base de cloro, formaldeído, aldeído glutárico, fenol, iodóforo e alguns outros grupos têm uma vasta gama de ação antimicrobiana.

Obteve-se uma elevada redução de microrganismos nas impressões de alginato ao mergulhá-las durante 5 minutos numa solução de ácido acético a 0,5%. No entanto, não ocorre a morte completa dos microrganismos, o que é considerado desnecessário, uma vez que as bactérias isoladas não causam infeção.

Para a desinfeção das impressões de gesso, sugere-se que sejam tratadas com vapores de formaldeído durante 60 minutos no exsicador.

A desinfeção com iodofórmio da massa de impressão termoplástica (amolecendo a massa em água contendo iodofórmio numa diluição de 1:213) impede o crescimento de microrganismos.

Os desinfectantes têm efeitos diferentes sobre as propriedades e a qualidâde dos diferentes grupos de materiais de impressão. A maior importância é a exatidão do tamanho dos modelos obtidos e a qualidade da sua superfície.

Recomenda-se a imersão das impressões de silicone durante 60 minutos numa solução de hipocloreto de sódio a 2%, das impressões feitas de material combinado (combinação de silicone e alginato) até 60 minutos numa solução de aldeído glutárico a 2% e das impressões feitas de materiais de silicone hidrofílicos também durante 60 minutos numa solução de aldeído glutárico a 2%. No entanto, deve ter-se em conta que, neste caso, a expansão resultante do material é de 0,03% e, para a compensar, deve ser utilizado material adequado no modelo ou na modelação.

A desinfeção de impressões feitas de materiais hidrocolóides irreversíveis é um grande problema. Estes incham consideravelmente em soluções desinfectantes e perdem a precisão dimensional.

Há informações de que as impressões de alginato não alteram as suas dimensões sob a ação do ácido peracético a 0,2% e do aldeído glutárico a 2,5%, quando imersas nas soluções dos desinfectantes durante 10 segundos e depois mantidas no exsicador durante 5 minutos. Quando foi utilizado álcool isopropílico, surgiram alterações dimensionais dependentes da concentração até 0,2 mm, o que pode ser explicado pela desidratação da superfície.

A dureza dos modelos de gesso diminuiu em 15% quando a impressão foi exposta a álcool isopropílico e em 33% quando exposta a aldeído glutárico, embora não tenha sofrido alterações significativas quando desinfectada com ácido peracético.

Assim, a necessidade de desinfeção de moldes em medicina dentária é óbvia. Os meios e métodos de desinfeção devem ter não só uma elevada atividade contra micróbios e vírus, mas também não afetar as propriedades e os parâmetros espaciais das massas de impressão. A utilização de métodos físicos de desinfeção de moldagens é extremamente limitada devido à vulnerabilidade das massas de impressão a temperaturas altas e baixas, irradiação e outros.

São utilizados vários agentes químicos como agentes desinfectantes. A eficácia desta desinfeção depende diretamente do tempo de imersão da impressão na solução desinfetante, o que muitas vezes afecta negativamente a qualidade da impressão. É de notar que os materiais de moldagem individuais não podem ser tratados com várias soluções desinfectantes.

No entanto, não existe uma opinião unificada sobre a eficácia da utilização de desinfectantes de diferentes grupos, não existem recomendações suficientemente fundamentadas para determinar o método e as técnicas de desinfeção de vários materiais de impressão.

As questões da desinfeção em dentisteria ortopédica não foram suficientemente desenvolvidas até à data.

Isto exige o desenvolvimento de um novo método universal de desinfeção e esterilização de moldes. A exposição ao plasma é amplamente utilizada na prática da medicina e na indústria alimentar para desinfeção e esterilização. Estão a ser realizados estudos sobre a aprovação deste método para a desinfeção de impressões de vários materiais de impressão. Com base nas experiências realizadas, foi estabelecido que a superfície das massas de impressão congeladas após o tratamento dinâmico com plasma não é perturbada e que as suas dimensões lineares e volumétricas praticamente não se alteram.

Tendo em conta uma vasta gama de materiais de moldagem e diferentes abordagens à sua desinfeção, os fabricantes e criadores devem refletir sobre a introdução de um material desinfectado proposto aos médicos no conjunto de moldagem.

Atualmente, as instruções de utilização dos materiais de impressão devem incluir uma secção que especifique a metodologia de desinfeção específica para o material em questão.

<u>Preparação da impressão.</u> Para aumentar a resistência do modelo da mandíbula e evitar a fratura de dentes não preparados, especialmente aqueles com um equador pronunciado e uma raiz exposta significativa em caso de doença periodontal, remover (se houver) membranas interdentárias soltas (espaço aproximado subequatorial) com uma tesoura afiada (Fig. 4.19).

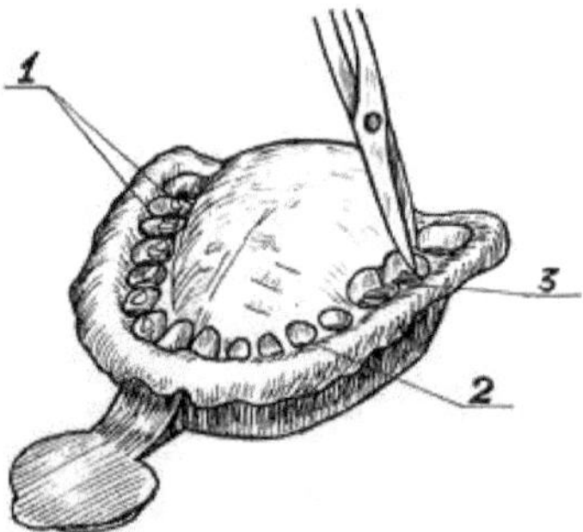

Fig. 4.19. Remoção de cúspides interdentais de impressão na área de dentes não preparados.

Membranas interdentais.

Impressões dos dentes preparados.

Remoção da ponte interdentária.

A impressão de trabalho para a prótese fixa, bem como as impressões auxiliares, podem ter parte do lado vestibular e lingual removido. O bordo da impressão pode ser removido da mucosa a um nível de 2-5 mm até ao colo clínico dos dentes. Isto reduz a quantidade de gesso necessária para o fabrico do modelo.

<u>Obtenção de um modelo de gesso</u> - A utilização de modelos de gesso convencionais (feitos de gesso médico) garante, em princípio, a produção de próteses dentárias de alta qualidade. Por conseguinte, são amplamente utilizados na prática para o fabrico de coroas de polímero.

Verificou-se que a exatidão das coroas de polímero depende em grande medida da resistência do material utilizado para fazer o modelo. É fácil aumentar as propriedades mecânicas do gesso medicinal comum, utilizando uma solução de bórax ou açúcar para a mistura. No entanto, deve ser tido em conta que o tempo de cura é prolongado até 1 hora.

O reforço do modelo feito de gesso comum também pode ser obtido através da secagem ou da aplicação de vibração durante a moldagem.

Alguns autores defendem a utilização de tipos de gesso mais fortes para este fim - super gesso ou gesso mármore. Também é possível utilizar cimentos dentários para produzir um modelo combinado.

A produção de modelos combinados tem como objetivo a obtenção de áreas com maior resistência e maior precisão devido à redução da retração volumétrica.

Para obter um modelo combinado com secções de cimento ou supergesso, as impressões dos dentes preparados e adjacentes são preenchidas com um destes materiais, e são formadas colunas a partir deles para reforçar este fragmento na base do modelo. Em seguida, todo o modelo é moldado com gesso médico. Neste caso, é aconselhável utilizar uma mesa de vibração.

No fabrico de coroas de polímero, são também utilizados modelos dobráveis, o que é razoável, por exemplo, quando se utilizam fotopolímeros.

Ao avaliar a qualidade do modelo de trabalho obtido, é dada especial atenção à exatidão e integridade da representação do sulco gengival, bem como dos cotos dos dentes preparados e adjacentes.

A preparação do modelo de gesso para o fabrico de coroas de polímero consiste no tratamento da área clínica do colo e do membro residual do dente a ser restaurado.

O tratamento do modelo de gesso na área clínica do pescoço para o fabrico de coroas de polímero pode consistir no seguinte:

*   gravação do colo clínico do dente (criação de um sulco tecnológico no bordo dente-gengiva);

*   cortar a margem gengival de gesso até à sua impressão mais profunda no sulco gengival;

*   aumento da bolsa gengival.

Para o efeito, é preferível utilizar bisturis oculares e fresas cónicas.

Se o paciente tiver sofrido retração gengival antes da moldagem e a bolsa gengival estiver bem mapeada, a área do colo clínico pode ser deixada sem tratamento no modelo de gesso.

A execução do sulco tecnológico no limite dente-todentum no fabrico de uma coroa de polímero envolve a gravação no modelo ao longo da linha do colo com a sua extensão de 0,3 mm (sob a forma de um sulco), tal como é feito no fabrico de uma coroa de gesso - preparação vertical (Fig. 4.20). Este

requer um especialista altamente qualificado e um excelente conhecimento das características anatómicas individuais do sulco gengival (bolsa) do dente preparado. Neste caso, notam-se danos no gesso na zona do coto do dente. Isto perturba a exatidão da impressão obtida e, subsequentemente, da coroa.

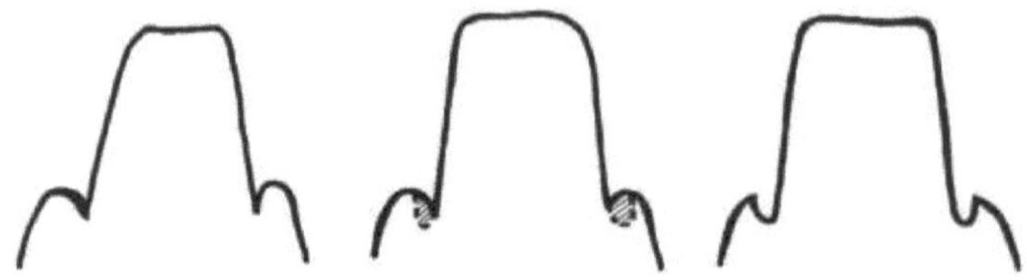

Fig. 4.20. Gravação do colo do dente clínico num modelo de gesso

A este respeito, considera-se mais adequado não gravar os pescoços, mas cortar a margem gengival até à sua impressão mais profunda no sulco gengival - preparação horizontal. Esta preparação do modelo assegura uma imersão mínima da margem da coroa na bolsa gengival até à área da impressão - não mais de 0,5 mm (Fig. 4.21). Esta técnica é recomendada quando são utilizados fotopolímeros no fabrico de coroas de polímero.

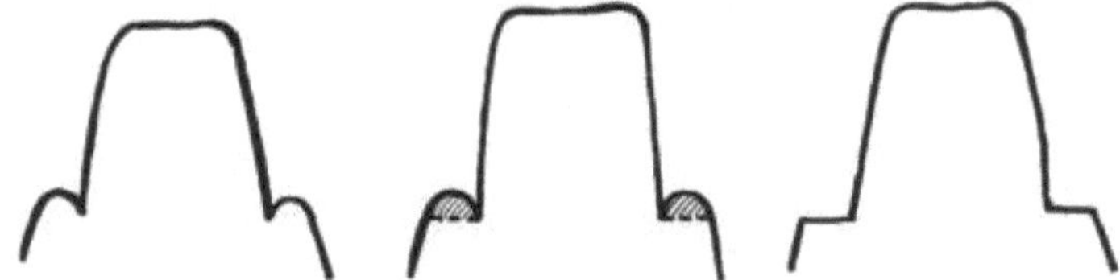

Fig. 4.21. Cortar a margem gengival de gesso no modelo até à sua impressão mais profunda no modelo do maxilar

O aumento da bolsa gengival envolve a remoção da secção de gesso do tecido gengival da bolsa dentária em 0,1-0,3 mm ao longo de todo o comprimento do colo clínico até à sua impressão mais profunda no sulco gengival - preparação em ângulo (Fig.4.22). O aumento da reprodução na área do colo clínico é efectuado em antecipação ao acabamento da coroa após o seu fabrico. Isto assegura um impacto mínimo do bordo da coroa de polímero no periodonto marginal. Esta técnica permite proporcionar uma relação óptima no sistema: bordo da coroa de polímero - periodonto marginal. É indicada para o tratamento protético de pacientes que sofrem de periodontite.

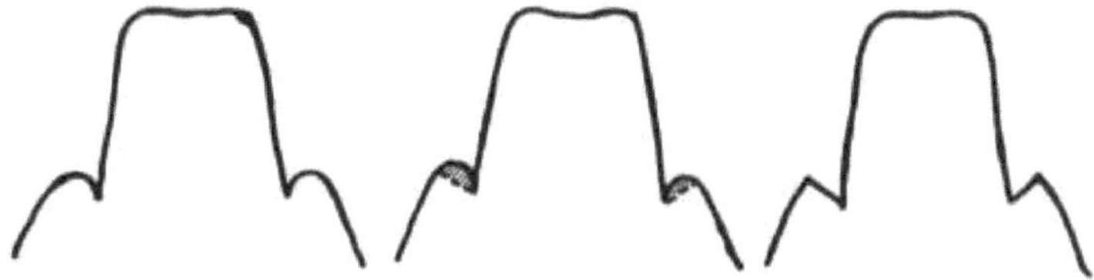

Fig. 4.22. Expansão da bolsa gengival num modelo de gesso

Não marcar o bordo do colo clínico do dente preparado com um lápis químico. Especialmente ao modelar uma coroa artificial com polímero. Embora na prática a coloração do polímero noutros casos não seja notada, porque quando a cera é removida, o corante pode ser completamente lavado com água quente, ou aplicando um material isolante sobre ele.

É possível aplicar camadas de compensação no membro residual do dente preparado, bem como verniz isolante no membro residual e nos dentes adjacentes antes de modelar a coroa.

A aplicação de uma camada de compensação no membro residual de gesso do dente preparado é efectuada para facilitar a aplicação da coroa fabricada na cavidade oral e para criar um espaço ideal entre a coroa de polímero e os tecidos duros do dente para o material de fixação (formação de um espaço remoto para o cimento de fixação). Para evitar a coloração do polímero da estrutura dentária, o verniz deve ser incolor.

O revestimento compensador de laca é aplicado em todo o membro residual de gesso,
não atingindo 0,1 - 0,5 mm até ao colo clínico do dente (Fig. 4.23)

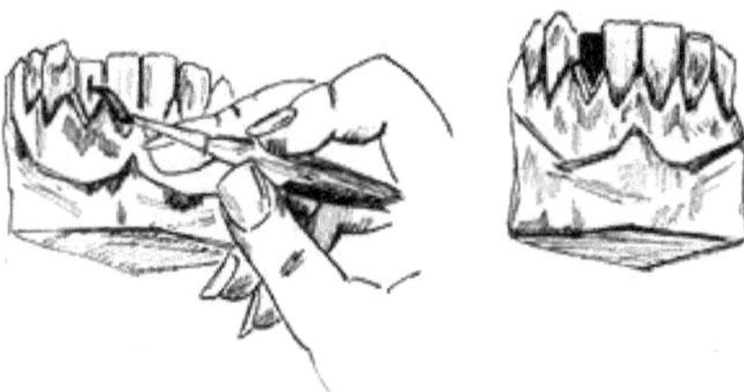

Fig. 4.23. Aplicação de verniz de compensação no membro residual de um gesso
Muitos vernizes de compensação, por exemplo, vernizes de celulose à base de silicone ou de acetona, têm propriedades isolantes, ou seja, impedem que o plástico adira ao gesso.

Para aplicar um verniz isolante antes da modelação de uma coroa de polímero no membro residual, bem como nos dentes adjacentes e na gengiva, é aconselhável utilizar substâncias que se fixem firmemente ao gesso ou ao cimento (materiais à base de borracha de silicone e acetilcelulose em acetona). Estes materiais são fixados de forma segura ao gesso, o que permite uma modelação da coroa sem obstruções, mesmo diretamente com polímero.

Os materiais isolantes à base de alginatos têm uma fixação insuficiente ao gesso e, por conseguinte, nem sempre é possível modelar coroas no modelo após a sua aplicação. É aconselhável utilizar este tipo de materiais isolantes apenas após a remoção da cera, substituindo-os por polímero.

<u>Modelação</u>. A modelação de coroas de polímero cria uma correspondência entre os contornos anatómicos da dentição e a forma dos dentes restaurados. Isto assegura que a estética e a função das próteses não removíveis fabricadas são restauradas. O restabelecimento da forma através da modelação deve proporcionar uma série de requisitos para as coroas artificiais.

A coroa deve ter uma forma anatómica que corresponda à forma do dente natural. Isto é conseguido através da modelação com cera ou polímero num modelo de gesso.

A forma anatómica permite restaurar a mordida, a mastigação e a fala.

É muito importante que a coroa tenha um equador pronunciado e que sejam criados pontos de contacto.

A coroa artificial não deve interferir com a relação oclusal das fileiras de dentes. Um aumento da mordida em coroas de polímero pode ser facilmente eliminado através do desbaste do plástico, mas isto reduz o seu valor funcional e, em alguns casos, estético. Isto deve-se à remoção das formações anatómicas modeladas, que, regra geral, não são restauradas posteriormente. Por conseguinte, é mais adequado modelar coroas de polímero em modelos de maxilares fixados (fixos) num articulador ou oclusor.

A modelação de coroas de polímero é efectuada com materiais auxiliares (utilizados no processo de fabrico de próteses) e básicos (a partir dos quais é feita a prótese).

O termo "materiais de modelação" é utilizado para materiais auxiliares utilizados na modelação de coroas.

Os materiais de modelação incluem ceras de origem animal, vegetal, mineral e artificial, bem como composições de cera.

As ceras incluem: estearina, parafina, ozocerite e outros materiais. As mais importantes em medicina dentária são a cera de abelha, a carnaúba, a japonesa, a cera montana, a ozocerite e a ceresina. Não são utilizadas separadamente para a modelação de próteses.

As misturas de ceras (composições), consoante a sua finalidade, são das seguintes variedades:

- placas de base,
- joanetes,
- modelação,
- perfil,

- pegajoso,
- imersão.

Na dentisteria protética, são utilizadas composições de cera especiais para a modelação de coroas.

Há uma série de requisitos tecnológicos para composições de cera para modelação de coroas de polímero:

- ao modelar a forma anatómica por corte e raspagem a partir da placa de cera, não devem colapsar e delaminar;
- aderem firmemente quando o material de modelação fundido é colocado sobre o material duro;
- fácil de polir mecanicamente ou por fogo de maçarico;
- fácil de retirar do molde.

Recomenda-se a utilização de materiais de modelação brancos ou amarelos quando se fabricam coroas de polímero. No entanto, quando se utilizam materiais de modelação desta cor, é difícil controlar a forma da coroa artificial em modelos de gesso branco. Acredita-se que as ceras azuis ou de outras tonalidades, quando retiradas do molde, podem manchar o gesso e, posteriormente, o plástico, dando-lhe uma cor indesejável.

Quando se utilizam materiais de modelação em cera para coroas de polímero produzidas pela JSC "Stoma" (Kharkov, Ucrânia), não se observam estes fenómenos indesejáveis.

Na nossa prática, registaram-se casos de coloração de gesso quando se utilizou "Waxolite I", que foi utilizado para criar um sistema de jito no caso de moldagem de plástico por fundição. A mesma coloração de gesso de materiais de modelação é observada quando se utilizam composições de cera de empresas pouco conhecidas de países estrangeiros.

O técnico de prótese dentária que detecte a coloração do material de modelação de gesso deve recusar a sua utilização para modelar coroas de polímero.

O material de modelação de cera "Lavax" é o que melhor satisfaz os requisitos técnicos e lógicos para a modelação de coroas de polímero.

A reprodução em cera (branco) da futura coroa artificial de polímero deve ser feita com um volume aumentado, na expetativa de terminar o plástico após a polimerização, restabelecendo um contacto apertado com os antagonistas e os dentes adjacentes, tendo em conta a mordida do paciente.

A restauração da forma e do tamanho das coroas dos dentes com lesões nos tecidos duros deve ser efectuada de acordo com a sua função e a idade do paciente.

O sucesso da modelação depende em grande parte do conhecimento da estrutura de cada dente separadamente e da sua combinação com os dentes antagonistas. Deve ser lembrado que a restauração da forma correcta da coroa assegura a função do dente e do seu aparelho de suporte, bem como dos tecidos que o rodeiam.

A modelação de coroas dentárias é efectuada: * por corte e raspagem; * por estratificação; * através de uma combinação dos métodos anteriores (a principal metodologia utilizada na prática dos cuidados de saúde).

A utilização de materiais de modelação no fabrico de coroas de polímero sob a forma de composições de cera requer determinadas competências e um tempo considerável. Por isso, muitos técnicos, especialmente os principiantes, apresentam uma estrutura dentária modelada em forma de "cerca" ou de "cacho de banana". Este tipo de modelação deve ser considerado extremamente inepto, porque viola o mandamento estético básico sobre o efeito de naturalidade. Não se obtém o efeito estético desejado. É de salientar que alguns técnicos de prótese dentária não conseguem ultrapassar este problema, mesmo com o tempo.

A utilização de blocos de cera ou de plástico para modelação permite uma modelação rápida e fácil da forma anatómica da coroa de polímero restaurada.

Ao modelar a forma das coroas de polímero, é necessário obter uma forma semelhante à dos dentes naturais o mais próximo possível. Quando se faz referência à morfologia das coroas protéticas, é necessário fazer referência aos dentes naturais. A técnica de criação da forma do dente artificial (modelação) deve basear-se no conhecimento da morfologia do dente natural.

Ao avaliar a morfologia do dente, devem ser tidos em conta alguns princípios específicos, por exemplo, a análise das características anatómicas bidimensionais do dente (placa labial, depressões e fissuras, bem como características individuais que determinam a morfologia do dente).

Se o técnico de prótese dentária tentar realmente dominar os princípios morfológicos acima mencionados, terá os pré-requisitos para o fabrico de dentes de aspeto natural.

Só conhecendo os princípios básicos da transferência morfológica é que se podem dominar os pré-requisitos críticos para o fabrico de próteses.

Isto nunca pode ser aprendido apenas nos livros.

Aprender a modelar dentes sem ter um exemplar à sua frente e apenas imaginá-lo é um grande erro.

Para dominar a técnica de modelação de coroas dentárias podem existir diferentes formas.

O corte de dentes de gesso (coroas e coroas com raízes) deve ser reconhecido como o melhor na fase inicial. Também é possível esculpir a partir de um molde de cera, o que já é aceitável para o fabrico de coroas de polímero.

A técnica de esculpir dentes individuais (parte da coroa) a partir do gesso é descrita em pormenor por V.I. Kopeikin et al. 1978. Neste trabalho, a forma da coroa de um grupo diferente de dentes é bem familiarizada, o que permite dominar com precisão a forma de dentes específicos.

No entanto, não é possível dominar a técnica de modelação com diferentes assimetrias de mordida e sobreposição de dentes vizinhos. Estas informações e competências necessárias para a modelação no fabrico de coroas de polímero não podem ser obtidas apenas através do corte de dentes individuais do gesso.

É mais complicado cortar um modelo a partir de um bloco de gesso com vários dentes ou uma dentição completa.

É muito útil para estudantes e mesmo para técnicos de prótese dentária e médicos.

<u>Modelação de um molde de coroa em polímero encerado.</u>

Para o efeito, a cera derretida é aplicada no membro residual do dente em excesso. Após a solidificação, a coroa artificial é cortada da cera. A remoção da cera é efectuada inicialmente por corte e depois por raspagem.

Para modelar uma reprodução em cera, também é possível utilizar a técnica de camadas de cera derretida. Requer uma certa perícia. Inicialmente, é necessário aplicar uma camada espessa de cera, que dá a forma aproximada da coroa. A estratificação é então efectuada em pequenas porções. O material de modelagem aquecido recebe uma forma anatómica. Neste caso, é preferível utilizar uma espátula eléctrica. O acabamento da forma também é possível raspando-a.

Depois de terminar a modelação da reprodução em cera da coroa de polímero, esta deve ser polida. Isto pode ser feito por tratamento mecânico e térmico, bem como com a ajuda de um solvente lipossolúvel.

Durante o polimento mecânico da peça de cera, são utilizadas escovas macias com cerdas artificiais ou naturais de tamanho pequeno (escova de dentes).

O polimento da reprodução em cera da coroa de polímero por tratamento térmico consiste em passá-la cuidadosamente sobre a chama de um maçarico, obtendo uma superfície lisa.

Para polir a peça bruta de cera com um solvente lipossolúvel (polimento químico), podem ser utilizados álcool, éter, bem como o líquido (monómero) de plásticos dentários auto-endurecedores e básicos na prática da prótese dentária. Um algodão absorvente é humedecido com o solvente e encerado até se obter uma superfície lisa.

Tendo alcançado a suavidade necessária, proceda ao seu reboco na cuvete para substituir a cera por plástico. Para a conveniência do reboco deve ser cortada a composição de cera modelada da coroa em branco no modelo com uma pequena área de dentes adjacentes. A técnica que envolve a remoção do molde de cera do modelo da mandíbula não proporciona a necessária fixação da coroa no dente posteriormente, pelo que não deve ser utilizada atualmente.

A substituição da cera por plástico é efectuada por moldagem num molde utilizando uma cuvete dentária.

<u>Modelação de uma coroa de polímero com plásticos do tipo líquido-pó.</u>

Para modelar coroas de polímero diretamente no modelo do maxilar, podem ser utilizados os plásticos de polimerização a quente CINMA-M (JSC "Stoma" Ucrânia) e Superpont C + B (SPOFA Dental a.s. PRAHA). Após a modelagem, a prótese deve ser submetida a termopolimerização numa polimerizadora automática sob pressão. Existe uma vasta gama de aparelhos disponíveis para esta técnica de fabrico de coroas de polímero (por exemplo, Polyet, Steama- ta, Iwomat). O aparelho deve proporcionar uma temperatura de 120-140° e uma pressão de 4-6 atm.

A vantagem da técnica é que poupa tempo e materiais durante o seu processamento, mas o mais importante é que assegura uma elevada qualidade do produto fabricado - maior dureza, maior consistência de cor e inocuidade biológica. Antes da modelagem, cobrimos as superfícies de contacto no modelo de gesso com plástico com materiais isolantes, que são fixados de forma segura ao gesso.

A técnica permite o fabrico de coroas multicoloridas de várias camadas. Neste caso, as coroas são fabricadas de acordo com o tipo de dentina-esmalte.

A modelação da coroa com plástico do tipo líquido-pó é constituída por uma série de operações técnicas:

- seleção de pó de dentina e esmalte;
- preparação plástica;
- modelação da coroa;
- polimerização;
- processamento de próteses.

<u>Seleção de pós para dentina e esmalte.</u> Cada pó de dentina do conjunto de plástico corresponde, em termos de cor, a um dos números de cores dentárias. Se for necessário obter 128

Para obter uma cor com uma tonalidade mais intensa, adiciona-se uma pequena quantidade de concentrado de corante da cor desejada ao pó básico e mistura-se bem. Para a cor de dentina selecionada, selecciona-se a cor correspondente do pó de esmalte.

<u>Preparação do plástico.</u> O pó de dentina/esmalte e o líquido são misturados na proporção recomendada pelas instruções num recipiente de porcelana ou de vidro.

O técnico pode utilizar uma espátula ou um pincel para trabalhar com o plástico. Se o técnico utilizar um pincel, a massa pode ser utilizada 1 minuto após a mistura e até engrossar (mudança de consistência de areia húmida para vários fios). A modelagem com espátula é feita quando o plástico está na fase pastosa. Por isso, muitos técnicos de prótese dentária começam a modelar com um pincel e terminam com uma espátula (mudança de consistência de areia húmida para pastosa). Note que quando o plástico é colocado num recipiente fechado, a consistência de trabalho é mantida durante 20-25 minutos, mas apenas 15 minutos num recipiente aberto.

Sabe-se que durante o arrefecimento o processo de dissolução das partículas de polímero no monómero abranda de forma insignificante, e a taxa de polimerização abranda e pode mesmo parar. O arrefecimento do plástico (pó-líquido) permite manter a sua fluidez durante muito tempo e compactá-lo mais qualitativamente no processo de modelação. Por conseguinte, o pó e o monómero do plástico devem ser arrefecidos antes da modelação com plástico. Isto permite manter a consistência de trabalho num recipiente fechado até 35 minutos, e num recipiente aberto até 25 minutos. Além disso, a evaporação do monómero do sistema pó-líquido arrefecido é reduzida.

Tendo em conta que o monómero tem um efeito proteolítico e alérgico pronunciado no corpo humano, o técnico de prótese dentária deve realizar a modelagem na hotte com uma máscara de proteção ou respirador.

Para reduzir a evaporação do monómero e abrandar o tempo de maturação do sistema líquido-pó, o dispositivo proposto pode ser utilizado.

O dispositivo para trabalhar com o sistema de plásticos "líquido-pó" consiste numa placa de Petri, um anel de borracha macia ou espuma de borracha embebida em água (também pode ser utilizado óleo), dois copos - um pequeno para o plástico preparado e um grande para criar um selo de vedação. O anel selado não precisa de ser impregnado com líquido (Fig. 4.24).

O anel é colocado numa placa de Petri. Um pequeno copo com plástico preparado deve ser colocado livremente no seu centro. A borda do copo grande invertido (vedante) deve estar localizada no anel, ou seja, deve ser criada uma válvula (porta). A utilização deste dispositivo permite excluir a formação de uma película esbranquiçada na superfície da mistura plástica, resultante da evaporação do monómero.

<u>Modelação da coroa.</u> Deve ser lembrado que, ao fazer uma coroa, a modelagem com plástico deve restaurar a forma do dente na íntegra, melhor ainda com algum alargamento com a expetativa de processamento e polimento subsequentes após a polimerização.

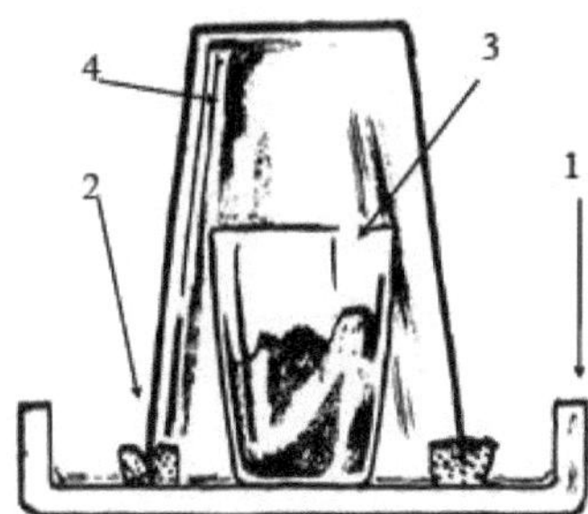

Fig. 4.24. Dispositivo para trabalhar com plástico do tipo "líquido-pó".
1. Placa de Petri.
2. Anel de espuma ou de borracha macia.
3. Um pequeno copo para os plásticos preparados.
4. Um copo grande para criar um fecho hermético.

Para evitar que a massa se cole à espátula e ao pincel, estes devem ser ligeiramente humedecidos com o líquido (monómero) do plástico. A massa é aplicada no dente em pequenas porções, moldando-a ao dente desejado. Não aplicar muito plástico, a espessura da camada não deve exceder 3 mm, pois o plástico pode rachar durante a polimerização se for demasiado espesso.

Se forem feitas várias coroas num modelo, é necessário modelar rapidamente ou 3-4 unidades sequencialmente para evitar a secagem da massa na área modelada. A modelação da coroa começa com a massa de dentina, que é aplicada em forma de cunha ou trapezoidal, deixando livres os lados medial e distal, bem como o bordo incisal da coroa. As camadas de polímero da dentina e do esmalte podem ser polimerizadas separadamente. O processamento da prótese fabricada é efectuado utilizando os métodos habituais. A prótese acabada deve ser armazenada em água até à fase clínica.

<u>Modelação de uma coroa de polímero feita de compósitos fotopolimerizáveis</u>

Disposições gerais

1. Os materiais de fotopolimerização endurecem sob luz solar direta ou luz artificial intensa. Por conseguinte, em caso de interrupção do trabalho ou se ficar algum material não utilizado na paleta de mistura, este deve ser protegido da luz.

2. Todas as ferramentas de modelação devem ser feitas de material resistente à abrasão (aço ligado de qualidade, vidro, cerâmica), uma vez que pequenas partículas da ferramenta podem alterar a cor do compósito.

3. A modelação pode ser facilitada molhando a ferramenta com fluido de modelação.

4. As tábuas e os suportes devem ser tão leves (brancos ou brilhantes) quanto possível para reduzir o seu aquecimento a partir da energia radiante durante a fotopolimerização.

Durante a polimerização, forma-se uma camada inibida (superfície gordurosa) na superfície do compósito sob a influência do oxigénio do ar. Esta camada facilita a ligação química entre as camadas de compósito aplicadas umas sobre as outras. Esta camada não só não deve ser molhada, como também não deve ser tocada. Se estiver danificada, pode ser reparada aplicando uma camada fina de líquido de modelação.

6. Antes da polimerização final, a fim de evitar a formação de uma camada inibida, é aplicado um verniz protetor (gel) em toda a superfície do revestimento. O verniz é lavado com água ou limpo com um cotonete. Se não houver verniz, a camada inibida pode ser removida por jato de areia com abrasivo de óxido de alumínio.

7. Não se recomenda a mistura de diferentes massas para obter a tonalidade ou a estrutura desejada, que não são fornecidas no conjunto, porque é difícil obter uma massa homogénea em termos de tonalidade quando se mistura à mão, e pode levar à formação de bolhas de ar no compósito.

8. Cuidado com as bolhas de ar ao amassar a massa.

9. Durante a simulação, a pré-polimerização (irradiação de curta duração) pode ser efectuada até se atingir a viscosidade desejada do material.

10. Quase todos os tipos de materiais compósitos fotopolimerizáveis para facetas ou restaurações são baseados no mesmo polímero e podem ser utilizados em várias

combinações. Por exemplo, o opaco de uma empresa pode normalmente ser combinado com massas de dentina de outra empresa.

No entanto, recomenda-se não arriscar o trabalho e utilizar materiais do conjunto do fabricante, uma vez que só neste caso todas as características ópticas estão totalmente equilibradas.

11. A fonte de luz deve ser direccionada o mais possível para o objeto para garantir a polimerização necessária do material. É aconselhável guardar a prótese num recipiente com água ou num ambiente húmido até que o paciente coloque a prótese acabada.

O esquema de camadas dos materiais compósitos fotopolimerizáveis modernos é quase idêntico ao de uma coroa de cerâmica. Por conseguinte, a técnica de aplicação de camadas de compósito é idêntica às regras de trabalho com uma coroa de cerâmica. A construção da coroa de polímero é efectuada na seguinte sequência: massa vestibular, dentina, massa incisal e possivelmente uma massa translúcida, com polimerização intermédia de cada camada. A polimerização final é efectuada em seguida.

Os fotopolímeros para o fabrico de estruturas fixas são embalados em seringas especiais pela maioria das empresas.

A quantidade necessária de compósito é removida da seringa com uma espátula. Depois disso, a seringa deve ser bem fechada. A pasta de modelação é feita com a ajuda de uma ferramenta (várias espátulas, alisadores e sondas) ou de um pincel. Para alguns materiais, é absolutamente necessário um líquido de modelação.

A massa polimérica é aplicada sobre o membro residual de gesso, que deve ser revestido com um verniz isolante e compensador. A massa do pescoço é colocada na zona em forma de meia-lua do pescoço e depois espalhada numa camada fina na direção das zonas proximais. Procede-se à polimerização intermédia (fixação). A espessura máxima de uma camada individual não deve exceder 1 mm. Tendo em conta que a massa cervical não é transparente, reproduz perfeitamente a cor mesmo com espessuras de camada baixas.

Todo o membro residual do dente é coberto com a massa de dentina. O material é modelado em função da espessura desejada da camada e bem ajustado. É efectuada uma polimerização intermédia (fixação). A espessura máxima da camada de dentina não deve exceder 1,5-2 mm.

Para cores individuais, podem ser utilizados corantes que são polimerizados separadamente. Após a polimerização intermédia da camada de dentina, é possível corrigir a forma da dentina, removendo o excesso através de lixamento. Nestes casos, é imperativo que a camada de dispersão seja restaurada antes da aplicação da camada seguinte.

Os dentes naturais têm frequentemente diferentes zonas translúcidas nas áreas incisais e interaproximais. Por isso, o material translúcido deve ser aplicado como camadas intermédias nestas áreas e polimerizado.

As margens incisais podem ser opalescentes e naturalmente fluorescentes.

As massas de corte são aplicadas na dentina pré-polimerizada e, em seguida, a forma final do dente é modelada com um instrumento ou pincel. A espessura máxima da camada não deve exceder 2 mm.

Por fim, é efectuada a polimerização final.

A polimerização de massas compósitas pode ser efectuada em dispositivos convencionais (universais) e especiais de polimerização por luz para compósitos com um espetro de luz específico. O tempo de cura é determinado de acordo com a tabela de cura do material utilizado. Ao utilizar dispositivos de polimerização por luz, é essencial seguir as recomendações dos fabricantes de materiais.

Alguns materiais requerem a aplicação de um verniz protetor durante a polimerização final, devido à formação de uma camada de dispersão. Isto é desnecessário na prótese acabada e deve ser removido após a polimerização final.

<u>Maquinação e polimento.</u> O compósito é altamente abrasivo e tem excelentes propriedades físicas. Por conseguinte, as mesmas ferramentas de retificação, fresas e polidores de silicone utilizados para contornar superfícies de cerâmica e processar obturações de compósito são recomendados para o tratamento de superfícies de compósito curado. O acabamento grosseiro é efectuado com fresas de carboneto contra-entalhadas. Finalmente, as subtilezas anatómicas e as transições são suavizadas com polidores de silicone.

O polimento final é efectuado com uma escova e um disco (de lã ou de couro ou de feltro), utilizando pasta de polimento diamantada ou composta como auxiliar.

Recomendações:

- deve ser evitado o sobreaquecimento durante a maquinagem e o polimento.

<u>Utilização de dentes artificiais para o fabrico de coroas dentárias em polímero</u>

Existe uma vasta gama de dentes artificiais para próteses removíveis que podem ser utilizados de forma racional e eficaz para o fabrico de coroas de polímero.

Uma das conquistas mais importantes na melhoria das propriedades estéticas dos dentes de plástico foi a criação de uma tecnologia para a produção de dentes de duas a três cores. Nesta tecnologia, o dente é feito de várias massas de moldagem de monómeros de polímeros. Uma delas é transparente e imita o esmalte de um dente vivo, enquanto a outra se assemelha à dentina natural.

A composição do material para dentes artificiais inclui necessariamente um agente de reticulação, mais frequentemente o dimetacrilato de etilenoglicol. Os copolímeros são introduzidos na parte de esmalte do dente, o que aumenta a resistência ao desgaste em 20%. Para obter dentes de determinadas cores, os pós de polímero são coloridos com pigmentos especiais. A translucidez dos dentes é obtida através da utilização de um agente de escurecimento, por exemplo, uma pequena quantidade de dióxido de titânio.

A colocação da massa plástica numa cuvete metálica especial para o fabrico de dentes artificiais é efectuada de acordo com a tecnologia de embalagem faseada.

Os dentes artificiais estedent 02 são produzidos pela Stoma (Kharkiv, Ucrânia). A sua base química é uma mistura de copolímero enxertado contendo flúor e polimetilmetotocrilato. Os dentes Estedent-02 são produzidos em 13 cores (n.º 28, 29, 30, 31, 32, 33, 34, 34, 35, 36, 37, 38, 39, 41). A cor corresponde à coloração dos dentes Estedent-03.

Ivocryl - os dentes artificiais da empresa "Ivodin" são produzidos em dez cores básicas - 2A, 1C, 2B, 1D, 3A, 5B, 4A, 6B, 6D de acordo com a coloração Chromascope.

A utilização de dentes artificiais no fabrico de coroas de polímero é descrita para aplicação na fase dentária.

<u>Fabrico de uma coroa de polímero combinada de dentes artificiais de plástico</u>

Quando se utilizam plásticos do tipo pó-líquido:

1. Selecionar um dente artificial de plástico (na cor, forma e tamanho) de acordo com as instruções do médico.

2. Coloque-o no modelo, removendo a parte oral para criar uma concha.

3. Reforçar a concha no coto do dente preparado do modelo de gesso com cera.

4. Modelar a parte oral da coroa com cera.

5. Substituir a cera por plástico da cor adequada. Para uma melhor coesão, aplicar monómero no invólucro de plástico antes de embalar.

6. Retificação, polimento.

Uma coroa de polímero combinada (dente artificial + compósito é obtido).

Quando se utilizam polímeros fotopolimerizáveis:

1. O dente artificial de plástico é selecionado (em termos de cor, forma e tamanho) de acordo com as instruções do médico ou com base nos dentes remanescentes.

2. Coloque-o num modelo da mandíbula, criando a concha.

3. Aplicar uma camada de silano ou de adesão na superfície interior para criar uma ligação entre o plástico e o fotocompósito.

4. Colocar a concha no membro residual do dente restaurado do modelo de gesso e restaurar a forma do dente com fotopolímero.

5. Retificação, polimento.

A técnica é simples, o tempo necessário para fabricar a preparação da coroa é mínimo e, com um mínimo de competência do técnico dentário, é possível obter o aspeto estético necessário.

<u>Utilização de dentes artificiais de plástico para modelação de coroas de polímero</u>

Neste caso, é utilizado plástico (pó-líquido) para fazer uma coroa.

1. Selecionar um dente artificial de plástico (em forma e tamanho) de acordo com as instruções do médico.

2. É armazenado no modelo de trabalho removendo a parte oral para obter um invólucro de plástico (pode ser usado repetidamente).

3. Reforçar a concha no coto do dente preparado com cera.

4. A parte oral da coroa é modelada em cera.

5. Colocar o modelo com a coroa modelada na cuvete.

6. Retirar a cera e o invólucro de plástico da cuvete. Aplicar material isolante.

7. Moldagem de plástico da cor selecionada pelo médico, polimerização.

8. Retificação e polimento da coroa monolítica fabricada.

<u>Fabrico de uma coroa de polímero de duas cores utilizando dentes artificiais de plástico</u>

Neste caso, é utilizado o plástico (pó-líquido).

Método I (Fig. 4.26).

1. Um dente artificial de plástico, selecionado em forma e tamanho de acordo com as instruções do médico, é convertido em plástico utilizando pó de esmalte.

2. Armazenar a peça bruta obtida removendo a parte oral, obtendo a parte de esmalte da coroa de polímero.

3. É reforçado no coto do dente preparado com cera.

4. A parte oral da coroa é modelada em cera.

5. Substituição da cera por plástico - dentina de cor apropriada.

6. Retificação, polimento.

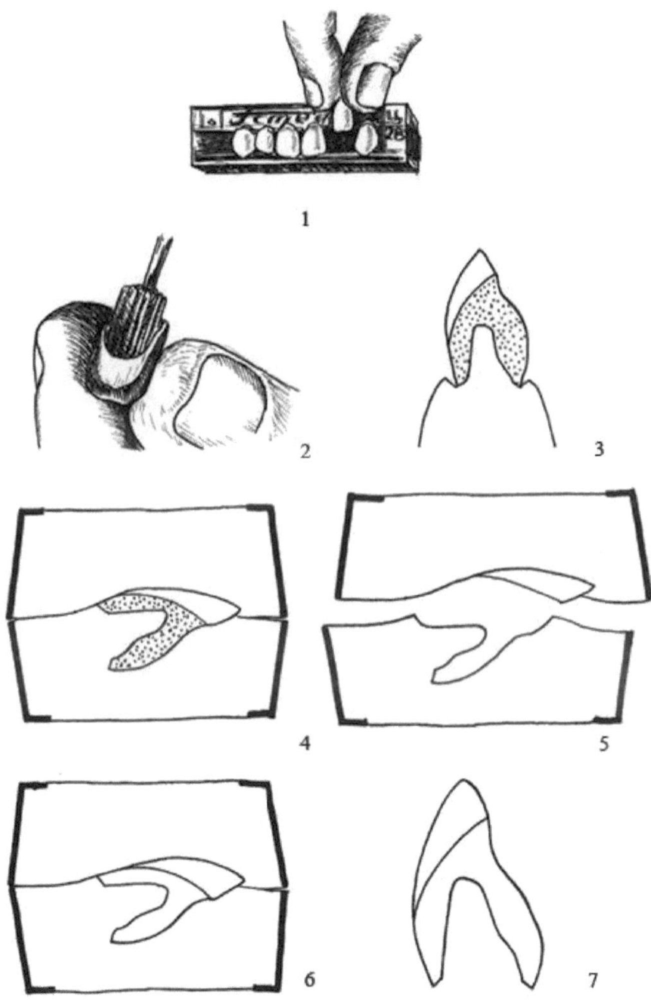

Fig.4.25. Fabrico de uma coroa de plástico combinada feita de dentes de plástico artificiais.

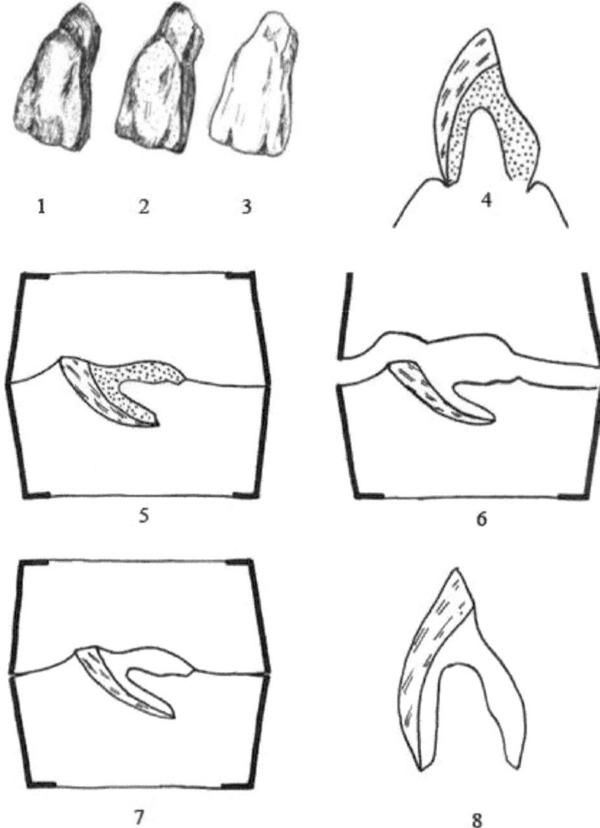

Fig. 4.26. Fabrico de uma coroa de polímero bicolor utilizando dentes artificiais de plástico (método 1)

II (Fig.4.27).

1. O dente artificial de plástico é selecionado (em forma e tamanho) de acordo com as instruções do médico.

2. Eles armazenam-no no cepo...

3. O molde da camada de esmalte é fixado e a parte oral da coroa de polímero (camada de dentina) é modelada com cera).

4. Colocação do modelo de gesso e da coroa modelada na cuvete.

5. Remoção de cera.

6. Moldagem de plástico - dentina da cor adequada.

7. Remoção da casca. Moldagem de plástico - esmalte.

8. Polimerização de plásticos.

9. Retificação e polimento de uma coroa de polímero de duas cores.

Vantagem - é feita uma coroa de duas cores, poupa-se tempo na modelação.

As desvantagens incluem a dificuldade de colocar o dente artificial de plástico, que deve fornecer uma camada de esmalte.

Rendição da coroa de polímero

A segunda fase clínica da prótese com coroas dentárias de polímero, tanto no nosso país como no estrangeiro, tem recebido diferentes nomes - "fixação da coroa de polímero" e "reforço da coroa" ou como uma lista de manipulações efectuadas - "verificação da coroa na boca e fixação no dente", "encaixe e reforço da coroa".

Ao escolher um termo para uma fase clínica, todas as actividades clínicas devem estar reflectidas nele e, se forem muitas, o nome deve ser curto, como um nome comum, que também é aceitável para outras tecnologias dentárias, mas necessariamente complementado (especificado) sobre qual a prótese dentária de que estamos a falar.

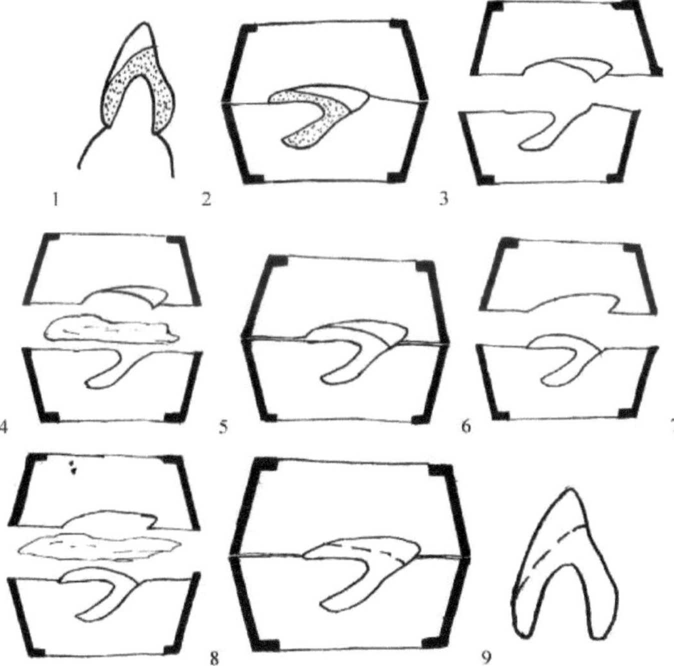

Fig. 4.27. Fabrico de uma coroa de polímero de duas cores utilizando dentes artificiais de plástico (método 2)

O dicionário explicativo da língua russa de S.I. Ozhegov e N.Y. Shvedov tem uma expressão fraseológica - entrega do produto ao cliente.

Na última fase clínica, o protésico entrega a prótese ao doente.

Com base nestas considerações, consideramos adequado designar esta fase clínica por "entrega da coroa de polímero".

Os doentes devem trazer uma escova de dentes e uma pasta de dentes, de preferência uma pasta de dentes higiénica espumosa, para as consultas médicas, especialmente no dia da fixação. Se o doente vier sem escova de dentes, deve ser-lhe dada a oportunidade de comprar uma na banca da farmácia da instituição médica ou na receção, ou no gabinete do enfermeiro. É possível fornecer ao doente uma escova e uma pasta de dentes no estabelecimento de saúde e incluir o seu custo nos serviços prestados.

dos serviços prestados.

Isto permite ao doente efetuar um tratamento higiénico dos dentes imediatamente antes da fixação, o que facilitará muito a realização de um tratamento médico antes da fixação das coroas dentárias.

O trabalho do dentista ortopedista nesta fase clínica final é composto por:

1. Inspeção fora da boca da coroa fabricada (controlo de qualidade do fabrico de próteses fixas).

2. Tratamento medicamentoso de próteses dentárias.

3. Colocação da coroa no dente na cavidade oral.

4. Preparação da prótese para a fixação final.

5. Medicação da prótese antes da fixação.

6. Seleção do material de fixação para reforço de uma prótese fixa de polímero.

7. Tratamento médico do coto do dente preparado.

8. Dar ao doente a posição necessária para a duração da fixação.

9. Processo de fixação.

10. Tratamento após a fixação.

11. Instruções para o paciente.

O controlo da prótese fabricada, antes do protésico, deve ser cuidadosamente efectuado pelo técnico dentário, pelo técnico superior e pelo chefe de produção para uma execução técnica correcta. Infelizmente, este controlo não é efectuado, nem mesmo ocasionalmente. A decisão final sobre a qualidade da prótese é tomada pelo dentista. Os casos discutíveis devem ser resolvidos por comissões de conflito sob a direção da administração da instituição médica, necessariamente na presença do médico e do técnico dentário.

Depois de receber a coroa, o médico deve verificar cuidadosamente a correção da forma anatómica, se corresponde à cor que foi determinada (compare-a com o número de coloração e o esquema de cores), se é homogénea, se não existem estrias esbranquiçadas, fissuras e poros.

O procedimento de teste de integridade pode ser facilitado pela utilização de um dispositivo de ampliação.

É aconselhável testar a existência de defeitos ocultos no polímero para determinar a presença de microporos que se estendem à superfície (como resultado de falhas na polimerização) e microfissuras (como resultado de impacto durante o processamento), bem como riscos (como resultado de um polimento deficiente).

A presença de defeitos na prótese fabricada leva à fissuração, deformação e quebra da prótese no mais curto espaço de tempo possível de utilização.

A porosidade numa estrutura dentária de polímero ocorre se o regime de

polimerização não for seguido ou se for utilizado material de má qualidade (por exemplo, fora de validade). Existem três tipos de porosidade nos plásticos:
- gasosa (vaporização - explosão do monómero no interior do polimerizado);
- compressão (falta de compressão);
2 granular (deficiência de monómeros).
O teste de deteção de defeitos ocultos pode ser efectuado com a ajuda da tintura de iodo da seguinte forma. Mergulha-se um pequeno cotonete de algodão com uma pinça dentária na tintura de iodo, retira-se e esfrega-se sobre a superfície da coroa. A cor ficará ligeiramente acastanhada. Nas mesmas áreas onde existem microfissuras, riscos, poros ou migalhas de gesso, aparecerão riscas e pontos castanhos escuros. Após a verificação, o iodo pode ser facilmente removido, passando um pequeno cotonete embebido em álcool 70 sobre a superfície da prótese ou enxaguando-o com água.
Se forem detectados defeitos ocultos, a coroa nunca deve ser reforçada. Literalmente, no espaço de um mês, a cor do polímero pode mudar. Adquire uma desagradável tonalidade cinzenta-azulada, porque os pigmentos alimentares (chá, café, nicotina, etc.) penetram nos mi2 cropores, fissuras, riscos e fendas.
Os polímeros mancham muito mais rápida e intensamente do que as cerâmicas e os dentes naturais, porque alteram o seu volume cinco a sete vezes mais quando a temperatura da boca muda.
Não se deve esquecer que o plástico acrílico pode absorver humidade e, por conseguinte, adsorver pigmentos alimentares na sua superfície. Isto explica porque é que a cor das camadas exteriores do plástico muda com o tempo.
Antes de colocar a prótese na cavidade oral, deve ser efectuada uma avaliação higiénica. Devem ser identificadas as áreas de retenção, baixas e difíceis de limpar. A qualidade do polimento deve ser objeto da máxima atenção. Uma superfície bem polida não retém alimentos, deposita menos tártaro e é melhor limpa. Se o polimento das partes plásticas da prótese não for satisfatório, a prótese deve ser devolvida ao laboratório dentário para tratamento adicional após a montagem.
A necessidade de tratamento médico da prótese antes da colocação deve-se ao facto de qualquer tipo de prótese dentária que chegue ao consultório vinda do laboratório dentário ter de ser cuidadosamente desengordurada, lavada e tratada com uma solução anti-séptica. Os medicamentos modernos permitem que isto seja feito de forma rápida e eficaz diretamente em frente ou na presença do paciente.
Adaptação da coroa - verificação e adaptação da coroa na cavidade oral ao dente, de acordo com os requisitos clínicos.
Esta verificação é necessária porque qualquer sistema que dependa da fiabilidade humana não é fiável.
A quarta lei de Fineagle - "se um trabalho falhar, qualquer tentativa de o salvar torna-o pior" - deve ser seguida quando se inicia o processo de montagem.
O clínico deve parar imediatamente a instalação e começar a fabricar novas próteses se estiver convencido de que a coroa não cumpre os requisitos. Também

deve ser tido em conta que quanto mais inócua for a discrepância, maior será o seu efeito nos tecidos do leito da prótese e mais alterações ocorrerão. Ao colocar coroas de polímero, tudo pode ser ajustado, mas demorará bastante tempo até ter a coroa nas suas mãos.

As imprecisões e os erros nas etapas anteriores requerem um tempo de montagem consideravelmente maior do que o previsto.

Não é aconselhável forçar a coroa de polímero sobre o membro residual do dente preparado, pois esta pode partir-se. Se a coroa não encaixar no dente, é necessário remover os resíduos de gesso e as irregularidades da sua superfície interna com uma broca. De seguida, com a ajuda de papel vegetal, identificam-se os locais que impedem a aplicação da coroa, que também são removidos com uma broca.

A correção da superfície interna da coroa é efectuada até que esta esteja totalmente aplicada ao coto do dente preparado. Quando se coloca uma coroa de polímero, não é aconselhável efetuar uma pré-preparação do membro residual do dente.

Posteriormente, é aconselhável corrigir a superfície interna com plástico auto-endurecedor. Uma indicação absoluta é a ausência de fixação da coroa sem cimento no membro residual.

Uma coroa de polímero é uma prótese fixa que restaura a forma de um dente e previne novas cáries. Os efeitos negativos de uma coroa, como qualquer outra prótese, podem ser exacerbados por uma má qualidade.

Durante a montagem, a qualidade da prótese fabricada é avaliada em relação a todos os requisitos básicos. As coroas de polímero devem cumprir os seguintes requisitos básicos.

A coroa deve ajustar-se confortavelmente ao dente, especialmente na zona do colo clínico. Uma coroa larga traumatiza a gengiva com os seus bordos, que inicialmente fica inflamada e hipertrófica, podendo mais tarde atrofiar. Além disso, sob a coroa penetra o fluido oral, o que contribui para a reabsorção do material de fixação. Estas coroas podem ser uma fonte de sensibilização do organismo e causar intoxicação crónica. O bordo da coroa de polímero não deve ser avançado à força sob a gengiva. Deve preencher a bolsa gengival de acordo com a impressão obtida. Isto exclui a violação da integridade do ligamento circular e a irritação do periodonto marginal pelo bordo da coroa.

A coroa deve ter uma forma anatómica específica para o dente em que está a ser fabricada. O termo "forma anatómica" inclui os seguintes termos: recriação da forma anatómica-individual do dente, equador e cúspides.

A forma anatómica individual é entendida como a forma da superfície exterior da coroa, que restaura um dente que corresponde exatamente à idade e às características funcionais da região dentoalveolar. A utilização de coroas permite restaurar totalmente a função natural do dente e evitar danos nos tecidos do leito da prótese. Ao mesmo tempo, deve ser assegurado um efeito estético.

O equador na coroa assegura que a gengiva e o periodonto marginal não são danificados por um pedaço de comida durante a mastigação. Mas a expressão do equador deve ser mínima, apenas para assegurar a tarefa acima mencionada. Um equador corretamente executado também proporciona o efeito cosmético necessário.

O perfil da coroa dentária no terço superior pode ter uma grande influência nos processos de formação de placa microbiana no sulco gengival e, consequentemente, nos mecanismos de gengivite e periodontite. Existe a opinião de que, no terço apical, a linha de perfil se desvia do eixo do dente e se sobrepõe à margem gengival, protegendo-a. Verifica-se que, muitas vezes, a linha de perfil é a prumo. Aparentemente, trata-se de uma variante da norma. Por conseguinte, ao restaurar a forma da coroa artificial, deve tentar-se reproduzir o contorno do dente natural em vez de criar saliências artificiais.

Deve ser dada especial atenção à restauração de formações anatómicas na superfície oclusal das coroas de polímero.

As cúspides devem ser rebaixadas na superfície de mastigação de forma a ficarem ligeiramente mais profundas do que o necessário para o contacto com a cúspide do dente do maxilar oposto, elevando ligeiramente a inclinação da cúspide e rebaixando a cúspide. Neste caso, é possível mastigar o alimento em vez de o amassar. (Fig. 4.28).

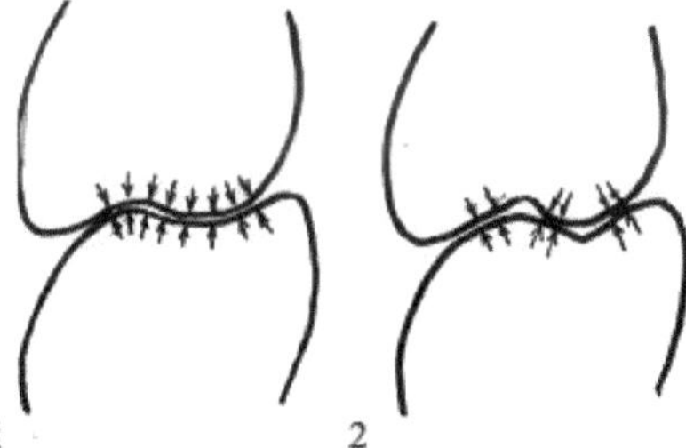

Fig. 4.28. Forma das fissuras nos dentes mastigatórios. 1. Irracional. 2. Racional.

A restauração dos rolos de esmalte laterais, mediais e distais na coroa é de grande importância funcional. Eles protegem o espaço interdentário da entrada de alimentos. Nos roletes laterais, tal como na crista, os alimentos são esmagados e direccionados para o centro das superfícies de mastigação dos dentes (Fig. 4.29).

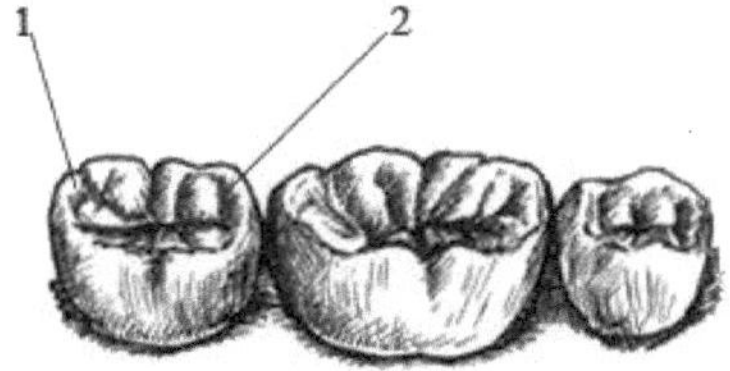

Fig. 4.29. Forma da superfície oclusal dos dentes.

1. rolo de esmalte da superfície oclusal.

2. Inclinação interna da superfície oclusal.

A forma, o tamanho, a altura e a inclinação das cúspides mastigatórias estão sujeitos a certas relações regulares com a articulação dentária geral. Dependem das particularidades da articulação temporomandibular, do grau de sobreposição frontal e do carácter da curvatura sagital da superfície mastigatória de toda a arcada dentária. A inclinação das cúspides forma um ângulo individual com o plano horizontal. As facetas medial e distal destas cúspides estão adaptadas ao movimento mandibular desimpedido caraterístico do indivíduo. Tudo isto deve ser tido em conta e reposto na superfície oclusal da coroa, de modo a que as suas cúspides não interfiram com os movimentos livres e suaves da mandíbula e com o estabelecimento de uma articulação correcta, com a relação correcta das arcadas dentárias no seu conjunto, ou seja, a coroa artificial não deve interferir com a articulação. Os movimentos do maxilar inferior devem ser desobstruídos, mas a articulação após a prótese deve garantir a preservação da região maxilar e a função necessária da dentição.

A coroa fabricada deve também ter em conta as características relacionadas com a idade. Para este efeito, os parâmetros acima mencionados devem ser avaliados na coroa com referência aos restantes dentes do paciente.

A coroa, ao entrar em contacto com os dentes antagonistas, não deve aumentar a altura da mordida, caso contrário, na oclusão central, toda a força dos músculos contraídos recai apenas sobre o dente com a coroa e os seus antagonistas. Uma tal oclusão será patológica, traumática (oclusão traumática primária), que pode manifestar-se imediatamente sob a forma de dor no dente ao morder. O aumento da mordedura na coroa implica o desenvolvimento de uma periodontite inicialmente aguda e depois crónica nos dentes. Isto também pode levar à quebra, especialmente da coluna de polímero. A altura da mordida não deve ser aumentada numa coroa de polímero nem sequer uma fração de milímetro. Ao mesmo tempo, a falta de contacto entre as superfícies oclusais da coroa e os dentes antagonistas reduz a sua função e, muitas vezes, o seu valor estético. Nestas condições, os dentes desengatados não só participam total ou parcialmente na mastigação dos alimentos, como também criam um pré-requisito para o desenvolvimento do fenómeno Godon. A elevação da altura da mordida numa coroa de polímero é facilmente eliminada através da identificação do ponto de elevação com papel vegetal e, em seguida, triturando-o.

A restauração da oclusão central anatomicamente individualizada é verificada através do chamado teste do dedo, que consiste no seguinte. Os dedos são colocados na superfície vestibular dos dentes antagonistas e pede-se ao doente que feche bruscamente os maxilares e depois mova o maxilar inferior para os lados e para a frente. Se a altura da mordida estiver corretamente restabelecida e não houver oclusão traumática, os dedos não sentem qualquer solavanco, mas se houver uma oclusão traumática, sentem um solavanco.

A coroa deve restaurar o ponto de contacto interdentário. O termo "aproximal" para as superfícies compactas dos dentes, que é comum no léxico dentário, foi retirado da Nomenclatura Anatómica Internacional já em 1954.

A restauração do ponto de contacto interdentário inclui os seguintes conceitos: a presença de contacto entre os dentes, a forma do contacto e a área restaurada do dente.

A preservação do contacto com os dentes adjacentes e a sua restauração em caso de perda é obrigatória. É um fator adaptativo importante na manutenção do equilíbrio articulatório da região dentária. Além disso, provoca a transferência da carga mastigatória para os dentes adjacentes, o que resulta no aumento da carga funcional (resistência) dos dentes. O contacto restaura a continuidade da arcada dentária, que é uma das principais condições para a sua existência.

A qualidade da restauração de contacto em próteses de coroa é realizada por inspeção visual. Também são utilizadas sondas dentárias, fios dentais e matrizes de separação. Esta avaliação da qualidade do contacto é muito subjectiva. Assim, a sonda tem uma espessura significativa em comparação com o tamanho do espaço interdentário. A utilização de um fio fino e de uma matriz de separação fornece apenas informações sobre o tamanho do espaço. Se passarem entre os dentes, significa que o espaço é maior do que a sua espessura, se não passarem, significa que é menor.

Propomos avaliar a restauração da presença de contacto interdentário entre os dentes de acordo com o método original, utilizando um gnatodinamómetro.

A determinação da resistência periodontal dos dentes restaurados e adjacentes com a ajuda do gnatodinamómetro é realizada em pacientes em diferentes condições de cuidados dentários, e a qualidade da restauração do contacto interdentário é avaliada pela dinâmica das alterações na resistência periodontal. Este método fornece dados que permitem afirmar a presença ou ausência do contacto restaurado. O método é efectuado da seguinte forma. Determinar a tolerância periodontal à carga vertical com um gnatodinamómetro no dente a restaurar e nos dentes adjacentes. O dente é preparado e é fabricada uma prótese. Em seguida, é feita uma coroa de reforço (provisória), após o que é efectuada uma determinação repetida da resistência periodontal restaurada e dos dentes adjacentes. A alteração destes parâmetros para cima indica a presença de restauração do ponto de contacto interdentário.

Acima e abaixo do contacto entre os dentes que se encontram lado a lado, formam-se espaços livres. Na direção das cervicais dos dentes, o espaço tem a forma de um triângulo equilátero preenchido com papila interdentária.

A forma do contacto interdentário não deve contribuir para a acumulação de alimentos - para isso, é necessário que não haja espaço entre a coroa e a mucosa.

No entanto, a papila interdentária não deve ser traumatizada pela coroa de polímero devido à sua "saliência" ou pressão sobre a mucosa. Isto provoca irritação da mucosa.

O ponto de contacto está normalmente localizado mais perto da superfície de mastigação ou do bordo incisal do que do colo do dente, aproximadamente no limite dos terços superior e médio da coroa, mais perto da superfície vestibular do dente do que da lingual.

Se colocar o ponto de contacto ao nível da superfície de mastigação, o alimento é pressionado entre os dentes e leva à sua deslocação.

Ao fazer pontos de contacto demasiado perto do colo do dente com um grande intervalo entre o contacto e a superfície oclusal, o alimento permanece neste intervalo e, sob a influência do impacto oclusal, leva ao movimento dos dentes e ao enfraquecimento (violação) do contacto.

Distinguem-se os seguintes tipos de contactos: pontuais, planares (local) (Fig. 4.30).

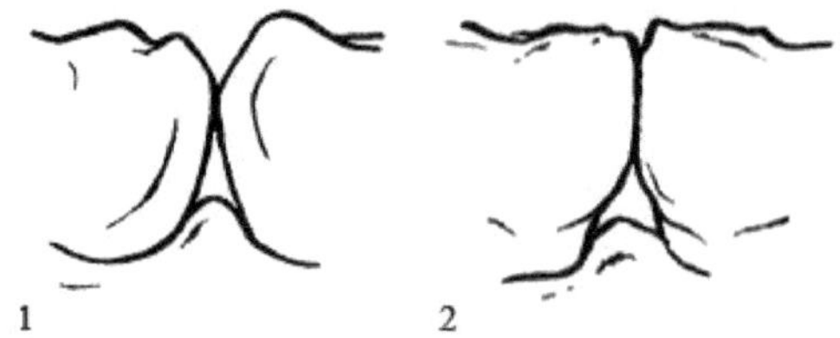

Fig. 4.30. Tipos de pontos de contacto interdentários.

1) ponto;
2) planar.

Em adultos jovens, observa-se um local de contacto em forma de pino. O local de contacto surge do pin point como resultado da erosão fisiológica dos tecidos duros dentários na idade de 20-25 anos. Ao mesmo tempo, verifica-se um encurtamento do comprimento da fila de dentes. Foi registada uma diminuição de 1-1,5 cm.

A forma do contacto não é apenas funcional, mas também estética, especialmente nos dentes frontais.

A falta de contacto interdentário ou a forma irracional na restauração do defeito com dentaduras com os dentes vizinhos causa papilite, doença periodontal marginal, bolsas ósseas, bem como o aumento da mobilidade dos dentes.

Todos os parâmetros acima referidos podem ser facilmente monitorizados através da obtenção de um modelo de diagnóstico.

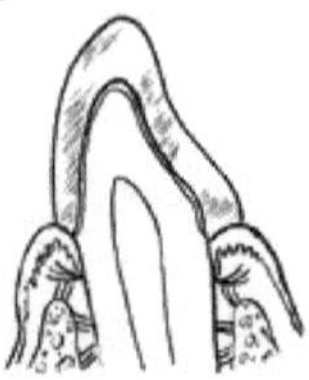

Fig. 4.31. Coroa de polímero com a borda sobre a gengiva

Uma coroa, especialmente uma coroa de polímero, não deve assentar sobre a gengiva (Fig. 4.31). Isto resulta em irritação da mucosa. Este requisito não está descrito, mas é um erro comum na prática clínica da dentisteria protética.

Durante a prova, o doente deve confirmar que a prótese é confortável e tem um aspeto satisfatório.

Se as próteses não forem satisfatórias no momento da montagem, a razão para tal deve ser investigada antes de se proceder à alteração da prótese.

Antes da montagem final, a qualidade do fabrico da prótese deve ser verificada novamente, após a eliminação de quaisquer imprecisões ou erros que tenham sido cometidos. Se tiverem sido feitas correcções à construção do polímero durante a montagem, a prótese deve ser devolvida ao laboratório dentário para um polimento final. Isto prepara a prótese para a retenção final.

A retenção final da prótese é efectuada depois de a prótese ter sido reconhecida como satisfatória pelo dentista e pelo doente durante a montagem ou após um período de retenção temporária.

Se o coto do dente for curto ou estreito, podem ser aplicadas ranhuras verticais como pontos de retenção adicionais para uma melhor retenção da coroa...

<u>Medicação da prótese antes da fixação.</u>

As próteses de polímero devem ser objeto de tratamento médico antes da retenção definitiva. As próteses são cuidadosamente lavadas, limpas com uma solução de peróxido de hidrogénio, desengorduradas com álcool e depois secas com éter ou ar quente.

As próteses tratadas são colocadas num tabuleiro esterilizado ou num vidro para amassar o material de fixação.

Os sistemas modernos para o reforço permanente de próteses fixas possibilitam a colagem de porcelana e metal-cerâmica às estruturas dentárias. Isto foi testado e implementado de forma mais fiável e mais fácil para construções em polímero.

Se o dente for preparado corretamente e no ângulo adequado e se a coroa for bem feita no laboratório, pode conseguir-se uma excelente retenção quando é colocada sem material de fixação. Por vezes, é até difícil remover a coroa para posterior fixação. Nestes casos, a cimentação clínica é muito fiável e tem bons resultados a longo prazo.

Infelizmente, as coroas nem sempre encaixam na perfeição, especialmente quando os pacientes foram submetidos anteriormente a restaurações irracionais. Nestes casos, os sistemas de retenção colados devem ser preferidos para a retenção.

A garantia de uma elevada eficiência das próteses dentárias fixas também é conseguida pelo facto de o material de fixação dever estar firmemente ligado aos tecidos duros dos dentes, para que haja um ajuste marginal apertado e para excluir a penetração do fluido oral nos tecidos dentários preparados. Isto evita o desenvolvimento de hipersensibilidade e a destruição dos tecidos duros dentários.

Acredita-se que uma perturbação na permeabilidade marginal pode levar a patologia pulpar e hipersensibilidade, uma vez que as bactérias podem penetrar na dentina peri-pulpar e na polpa através do fluxo capilar do fluido oral.

Há uma série de requisitos básicos para os materiais de retenção permanente de próteses fixas:

1) não devem dissolver-se no fluido oral;
2) têm aderência aos tecidos dentários, metais, cerâmicas, polímeros;
3) endurecem na presença de pequenas quantidades de água ou fluido oral;
4) não encolher aquando da fixação;
5) têm um coeficiente de expansão térmica próximo (médio) do coeficiente térmico do dente e do material da coroa artificial;
6) não têm um efeito nocivo na polpa e nos tecidos moles da cavidade oral;
7) têm um efeito anti-inflamatório e estimulam a dentinogénese.

Atualmente, de acordo com a Classificação Internacional, os cimentos dentários (do latim cementum - pedra partida) dividem-se em 8 tipos: fosfato de zinco; silicato; silício-fosfato; bactericida; zinco-eugenol, policarboxilato; ionómero de vidro; polimérico.

Na clínica de dentisteria ortopédica não são utilizados todos os tipos de cimentos para a fixação de coroas poliméricas.

De acordo com as características químicas, I.Ya.Pokrovskaya (1998) agrupa os materiais de fixação: cimentos, cimentos poliméricos, cimentos poliméricos com um duplo mecanismo de cura - compômeros...

Cada cimento utilizado requer uma técnica de mistura específica e a preparação da superfície do dente. É essencial seguir as instruções do fabricante do material selecionado.

Para a fixação permanente de estruturas fixas, os cimentos de fosfato de zinco, que são produzidos em muitos países, continuam a ser muito utilizados. São muito utilizados na CEI, o que se deve ao facto de serem produzidos por "Medpolymer" (Petrogrado, Rússia) e "Raduga" (Voronezh, Rússia). Estes são os materiais "Visfat - cimento", "Unifas" e muitos outros.

Os cimentos (cimentos de fosfato de zinco) não são materiais ideais. No entanto, a sua facilidade de utilização, processabilidade, baixo preço e uma série de outras qualidades positivas fazem com que sejam amplamente utilizados.

Os cimentos de policarboxilato e de polímero de vidro (ionómero de vidro) são cada vez mais utilizados para os mesmos fins. Têm uma elevada adesão ao esmalte e à dentina.

Cimentos de policarboxilato de zinco - estes materiais podem ser classificados como poliméricos pela sua natureza química. O principal componente da fração em pó contém óxido de zinco especialmente tratado, que reage rapidamente com o ácido poliacrílico sem produtos residuais. A nova geração de cimentos de policarboxilato anidro (com ácido poliacrílico adicionado) permite a simples adição de água e agitação. A mistura resultante tem melhores características de fluidez do que os cimentos de fosfato de zinco e não flui para a bolsa gengival.

Alguns cimentos de ionómero de vidro contêm flúor lixiviável (contêm flúor), que é o novo desenvolvimento mais promissor para a preservação dos tecidos do coto dentário.

Os materiais compósitos para fixação de estruturas fixas poliméricas distinguem-se pelo método de polimerização: autopolimerizável e autopolimerizável com polimerização ligeira adicional (polimerização dupla).

Ao selecionar sistemas cimentados/ligados, ter em consideração:

- natureza do fixador;
- saúde dos tecidos duros dentários;
- superfície interna da coroa;
- a necessidade de limpeza e isolamento dos dentes preparados, bem como o seu tratamento, de acordo com os requisitos do sistema de fixação selecionado;
- o material de fixação deve ser utilizado, misturado e aplicado em estrita conformidade com as instruções de utilização.

Para reforçar as coroas de polímero, é também muito importante considerar a cor do material de cimentação. Ao selecionar habilmente a cor do material de cimentação, o médico pode obter multicores no caso de um desenho de coroa de polímero monocromático, bem como clareá-lo ou escurecê-lo.

A técnica seguinte é utilizada para selecionar a cor do material de fixação. Muitos materiais de fixação estão disponíveis em várias cores. O pó ou vários pós de uma determinada cor são misturados com água e enchidos com a coroa pronta, colocando-a no coto do dente. Nos casos em que o material é misturado com água para fixação permanente, o controlo da cor é efectuado num pó misturado com vaselina.

Se a cor da coroa de polímero não mudar ou se for obtido o efeito cosmético necessário, a coroa é removida do membro residual, o pó do material de fixação é lavado e depois reforçado no membro residual do dente com o material de fixação preparado, utilizando um pó ou pós seleccionados de uma determinada cor.

A necessidade de tratamento medicamentoso da superfície dos dentes preparados para próteses fixas antes da fixação não está atualmente em dúvida. A necessidade da sua realização deve-se ao facto de que, desde o momento da preparação dos tecidos duros dos dentes até à fixação da prótese feita, há um período de tempo durante o qual ocorre uma deposição intensiva de placa mole nos dentes.

No entanto, o tratamento médico comum dos tecidos duros dentários antes da fixação de estruturas dentárias fixas, que inclui - a remoção da placa bacteriana do dente por meios mecânicos em combinação com medicamentos, nem sempre assegura a sua remoção completa.

O ortopedista gasta muito tempo nesta manipulação, aplicando a solução anti-séptica repetidamente na mesma superfície. Não existem critérios para determinar a qualidade do tratamento medicamentoso. Como resultado da remoção incompleta desta placa mole, após um certo período de tempo, ocorre o descolamento (rutura da fixação) das próteses. Isto deve-se ao facto de que a presença de placa mole em superfícies dentárias mal limpas reduz drasticamente as propriedades adesivas do material de fixação, que é facilmente lavado mais tarde de debaixo das dentaduras pelo fluido oral (saliva). Nestes pontos de retenção, são criadas condições favoráveis para o desenvolvimento de cáries nos dentes de suporte, que são privados da camada exterior de esmalte mais estável durante a preparação. Como consequência, as próteses tornam-se rapidamente inutilizáveis.

Sugerimos que a remoção da placa bacteriana seja efectuada sob controlo visual, para o que se recomenda a visualização da placa antes do tratamento com medicamentos. A remoção da placa dentária é realizada sob controlo visual, para o que antes do tratamento médico é realizada a coloração da placa, oferecendo ao doente para enxaguar a boca, por exemplo, uma solução de agente de coloração (solução aquosa de eosina a 0,5 - 2%) ou lubrificar o dente, por exemplo, uma solução de iodo ou lugol. De seguida, a placa bacteriana da área manchada é removida por remoção mecânica em combinação com tratamento médico. Para isso, um cotonete humedecido com uma solução de peróxido de hidrogénio a 3%, limpa as áreas manchadas do dente e enxagua com uma corrente de água. A utilização de ultra-sons para remover a placa mole para estes fins também é eficaz. Em seguida, efectue novamente a coloração da placa bacteriana no dente e continue a remover a placa bacteriana enquanto a coloração revelar a presença de placa bacteriana nos dentes de suporte.

O método proposto permite uma redução drástica do tempo necessário para o tratamento medicamentoso, uma vez que o dentista conhece os critérios exactos para a remoção completa da placa bacteriana. Devido à remoção completa da placa bacteriana, a qualidade do tratamento médico dos tecidos dentários é melhorada, a adesão do material de fixação é melhorada e a utilização de próteses dentárias é prolongada. Isto leva a um aumento da qualidade das próteses dentárias. É razoável utilizar este método também quando se ensina aos estudantes o método de tratamento médico dos dentes.

Depois disso, a fixação das estruturas de polímero das próteses fixas é iniciada diretamente.

A fixação das próteses fixas deve ser iniciada após a realização das manipulações acima descritas. A fixação é uma fase muito importante. A qualidade do seu desempenho depende em grande parte do período de utilização da prótese. Se o médico não prestar atenção a esta fase final, uma prótese fixa de polímero bem feita perde rapidamente o seu valor funcional (descoloração, destruição dos tecidos duros dos dentes, quebra).

Dar uma determinada posição ao paciente. Ao fixar a prótese fixa, o corpo e a cabeça do paciente são colocados numa posição na cadeira que cria condições para o fluxo de saliva para a parte da cavidade oral oposta aos dentes em que a prótese é fixada.

Ao fixar a dentadura no maxilar superior, as costas da cadeira devem estar ligeiramente inclinadas para trás. Se a dentadura for fixada nos dentes frontais, o doente deve manter a cabeça direita de modo a que a saliva flua para o fundo da boca. Nos dentes laterais - a cabeça do doente deve ser inclinada para a frente e inclinada melhor para o lado oposto da dentadura.

Ao fixar a dentadura à mandíbula na região frontal, o doente deve manter a cabeça direita ou incliná-la para o lado. A saliva flui em direção à faringe. Se a dentadura for fixada nos dentes laterais, a cabeça do doente deve ser virada e inclinada para o lado oposto dos dentes. A saliva fluirá então na mesma direção para a raiz da língua.

Depois de ter dado uma determinada posição ao doente, deve ser-lhe dado um ejetor de saliva e deve ser-lhe mostrado como segurá-lo na área onde a saliva se vai acumular até a prótese estar fixa. O dentista pode então proceder à secagem da superfície dos dentes.

Uma vez que o protésico nem sempre tem a oportunidade de pedir à enfermeira para o ajudar quando a prótese está a ser fixada, recomendamos que o doente seja ativamente assistido nestes casos. Isto requer que o doente lave as mãos antes de se sentar na cadeira do dentista. É possível, depois de mostrar ao doente, pedir-lhe para puxar a bochecha para trás com a ajuda de um espelho, segurar a língua, etc.

De acordo com a tradição estabelecida na prática ortopédica, depois de remover a placa mole, cobrir os dentes com rolos de algodão. Os rolos são colocados nos lados vestibular e oral dos dentes no maxilar inferior, e no maxilar superior - apenas no lado vestibular. Não devem ser colocados muitos rolos. Isto aumenta a salivação.

Em seguida, proceder ao tratamento anti-sético (desinfeção) da superfície dos dentes com um pequeno cotonete embebido em tintura de iodo ou álcool medicinal. Neste caso, também se procede à desinfeção. Proceder imediatamente e sem demora à secagem da superfície dos dentes com ar quente ou éter. A experiência clínica mostra pouca eficácia quando se utiliza éter para secar a superfície dos dentes.

É preciso ter cuidado ao tratar os dentes com éter ou álcool. Se o éter ou o álcool ficarem sob o rolo de algodão, provocarão queimaduras químicas na mucosa.

Enquanto os dentes estão a secar, a enfermeira deve preparar o material fixador e colocá-lo nas coroas. Se não houver enfermeiro, os médicos devem ajudar-se mutuamente nesta altura.

Quando o médico trabalha sem assistente, é necessário dividir as manipulações médicas e executá-las na seguinte sequência - remoção da placa bacteriana, preparação das coroas (tratamento medicamentoso), colocação do líquido e do pó do material de fixação em vidro ou papel, cobertura do dente com rolos isolantes (algodão), ligação do ejetor de saliva, tratamento do coto do dente com álcool e secagem, mistura do material de fixação, colocação nas coroas e fixação da estrutura dentária na cavidade oral.

Ao fixar coroas, pelo menos metade da coroa deve ser preenchida com material fixador, de preferência toda a coroa. O material de retenção não deve ser economizado. É desejável um pequeno excesso de material ao longo de todo o bordo da prótese, mas devem ser evitadas quantidades excessivas.

Após a fixação da prótese fixa, o doente deve permanecer na mesma posição que anteriormente, exceto que o ejetor de saliva deve ser removido da cavidade oral.

Assim que a prótese estiver fixa aos dentes, as coroas devem ser pressionadas para baixo com mais força, primeiro com os dedos e depois deve pedir-se ao doente para apertar os maxilares com a maior força possível (se houver antagonistas). Isto deve ser feito rapidamente, pois é necessário espremer o excesso de material de retenção. Caso contrário, verificar-se-á um aumento da altura da mordida.

A prótese deve ser colocada sobre os dentes durante o tempo de trabalho do material fixador, que deve preencher toda a superfície interna.

Não se deve permitir que a coroa se mova em relação aos dentes preparados durante a polimerização/cristalização inicial do material. Por conseguinte, podem ser necessárias precauções adicionais, tais como o isolamento e a proteção do material.

A prótese fixa deve ser inspeccionada imediatamente, prestando atenção à conformidade do contorno da prótese com o contorno da margem gengival, ao contacto e alinhamento dos dentes adjacentes e opostos e, se possível, a todos os tipos de oclusão.

Após a solidificação completa (cristalização) do material de fixação durante 10-15 minutos (o médico atende outro doente ou preenche a documentação), os dentes de suporte e as próteses devem ser processados. O tratamento consiste em remover os rolos de algodão, o excesso de material de fixação e aplicar uma camada gordurosa. É conveniente remover o excesso de material fixador com a ajuda de uma escavadora e de um ferro de alisar com movimentos ligeiros do tipo alavanca. Primeiro entre os dentes para libertar a papila dentária. Ter o cuidado de não deixar pedaços pequenos.

Ao remover o material de retenção em excesso, é extremamente importante certificar-se de que não fica qualquer material em excesso nos espaços interproximais e subgengivais (bolsa).

Após a sua remoção, a margem gengival adjacente à coroa pode ser lubrificada com uma solução de peróxido de hidrogénio. Deve ser permitido e até recomendado aos pacientes que enxaguem a boca. Não partilhamos a opinião dos médicos que proíbem categoricamente esta prática. A água não dissolverá o material de fixação sob a coroa - não há contacto com ele.

Mais uma vez, lembramos que a fixação é uma fase muito responsável e que deve ser levada a sério, e que as manipulações devem ser efectuadas com cuidado e precisão.

Quando as próteses com estruturas de polímero e metal-polímero após a fixação é aconselhável verificar a oclusão, se necessário, pode corrigi-la.

<u>Instruções para o paciente</u>

Antes de o paciente sair do consultório, deve ser instruído sobre como cuidar da prótese, o que fazer em caso de dor ou desconforto e possíveis alterações nos procedimentos de higiene diária.

O doente deve compreender que o sucesso do tratamento depende em grande medida do seu comportamento no futuro e do seu desejo de manter os restantes dentes saudáveis e as próteses intactas.

<u>Após a fixação da prótese fixa, o paciente deve ser aconselhado a:</u>

a) não comer (carga mecânica) durante pelo menos uma hora para não perturbar a fixação final do material de fixação;

b) habituar-se a mastigar os dentes onde a prótese fixa está fixada;

c) Por vezes os pacientes perguntam sobre o período de garantia das próteses fixas. É difícil e pouco conveniente nomear o período de garantia (atualmente não está regulamentado por documentos normativos) e o período do seu valor funcional, porque o estado do periodonto dos dentes e o estado dos próprios dentes dependem de muitos factores que não podem ser evitados.

O doente deve ser aconselhado a visitar o médico uma vez por ano para um controlo. Isto deve-se ao facto de a coroa precisar de ser monitorizada e de poder ser necessário fazer ajustes adicionais ao fim de algum tempo. Devido a descoloração, alterações patológicas nas gengivas, membrana mucosa, perda de outros dentes, também pode haver indicações médicas para a sua substituição.

Os doentes estão interessados nas regras de tratamento das coroas.

Os dentes devem ser limpos regularmente. As coroas artificiais e os dentes por baixo delas também requerem cuidados cuidadosos, tal como os dentes naturais.

Nos dentes com coroas, é especialmente importante remover a placa bacteriana e os restos de comida entre os dentes e os sulcos gengivais, os locais onde o dente entra em contacto com a gengiva. Para este efeito, se necessário, deve ser utilizado fio dentário (fio dental), escovas com formas especiais e palitos.

O doente deve ser estritamente avisado de que não deve mastigar ou roer alimentos duros, gelo, objectos duros, uma vez que tal pode provocar danos ou a quebra da coroa de polímero.

Capítulo V

COROAS PROVISÓRIAS DE POLÍMERO

As coroas provisórias (protectoras) de polímero são amplamente utilizadas em próteses estéticas, principalmente no momento do fabrico direto de próteses fixas metalo-cerâmicas, metalo-plásticas e cerâmicas após a preparação dos dentes. A principal justificação para a utilização de coroas protectoras provisórias é assegurar a aparência estética do paciente durante o tratamento protético. Ao mesmo tempo, devem proteger a polpa, manter a vitalidade do dente e a saúde gengival, e cumprir a sua função primária.

As coroas provisórias devem cumprir a maioria dos requisitos e características das próteses definitivas. Estas características devem incluir o seguinte:

- restaurar e melhorar a forma e a função dos dentes;
- assegurar uma reação mínima dos tecidos no leito e no campo da prótese;
- higiénico;
- ter força e resistência ao desgaste suficientes durante o período de fabrico previsto para os dentes permanentes;
- assegurar a viabilidade e a integridade dos tecidos dentários subjacentes;
- proporcionar conforto funcional;
- aspeto aceitável.

Além disso, há uma série de características distintivas dos requisitos clínicos para essas coroas - elas não devem estar localizadas na bolsa gengival em nenhum caso, mas, pelo contrário, não atingem a gengiva em 0,1-0,5 mm. É necessário que a superfície interna da coroa provisória esteja em contacto estreito com os tecidos duros do coto do dente repreparado, uma vez que estes reforçam os materiais de fixação provisória. Devem restaurar, proteger e manter a posição dos dentes preparados entre as visitas ao dentista e até à colocação da prótese definitiva.

A coroa provisória deve adaptar-se facilmente ao dente e, ao mesmo tempo, ser facilmente removível após a fixação, se necessário, preservando a integridade da estrutura.

Os seguintes polímeros são utilizados para estruturas de proteção dentária:

- acrilato,
- policarbonato,
- celuloide.

Os principais métodos de prótese com coroas provisórias de polímero protetor devem ser descritos em pormenor. Estas são fabricadas principalmente depois de o dente ter sido preparado para a restauração definitiva. Na prática dos cuidados de saúde, é provavelmente geralmente aceite que o fabrico direto de coroas provisórias deve ser iniciado após a realização da moldagem para o fabrico de próteses definitivas.

O fabrico e a colocação de coroas provisórias devem ser evitados:

- erros oclusais;
- danos na polpa e nos tecidos peri-dentários;

- alterações no espaço preparado, especialmente nas margens gengivais.

A não colocação de uma coroa provisória pode resultar numa retração gengival traumática antes da colocação de uma estrutura dentária permanente. Isto resulta numa coroa fabricada de forma permanente que não cumpre os requisitos clínicos, o que pode levar a complicações ao longo do tempo.

Os dentistas altamente qualificados preferem o fabrico de coroas provisórias de polímero numa única sessão, especialmente em casos de um ou dois dentes e, com alguma experiência e competências, até seis dentes adjacentes. Isto deve-se à necessidade de obter próteses provisórias imediatamente após a preparação. São utilizados polímeros para estruturas provisórias. O paciente recebe a prótese no dia da preparação dos dentes. Normalmente, não é necessário um técnico dentário neste caso.

A prótese de duas sessões com construções temporárias de polímero dentário é efectuada de acordo com o método de fabrico de próteses convencionais não removíveis de polímero. Os polímeros para construções temporárias e permanentes são utilizados com sucesso. Não há dúvida de que, nestes casos, os materiais para construções permanentes devem ser preferidos.

A utilização de materiais de prótese permanente no fabrico de coroas provisórias está absolutamente indicada em doentes com uma predisposição acentuada para qualquer doença alérgica. A prótese é fabricada pelo técnico de prótese dentária. Por conseguinte, a fixação da prótese provisória é efectuada, pelo menos, no dia seguinte à preparação dos dentes. É claro que um técnico de prótese dentária pode fabricar esta prótese na presença do doente em 1,5-3 horas. Para este efeito, é aconselhável ter um técnico de prótese dentária especialmente treinado e altamente qualificado que saiba fabricar próteses feitas de fotopolímeros ou plásticos auto-endurecedores.

As técnicas de fabrico de uma coroa provisória em acrílico num modelo proporcionam uma adaptação marginal mais aceitável do que diretamente na cavidade oral. Quanto mais a preparação subgengival for efectuada, menor será a conformidade da coroa provisória com a bolsa gengival.

FABRICO DE UMA SESSÃO
COROA PROVISÓRIA DE AUTO-ENDURECIMENTO
AJUSTE DIRECTO

Este método proposto para o fabrico de uma coroa provisória de polímero a partir de plástico acrílico auto-endurecedor é o mais simples. É feita diretamente no coto do dente preparado, por moldagem livre, com a subsequente finalização da forma também na cavidade oral (modelagem através da remoção do excesso). A cor das coroas artificiais pode ser facilmente selecionada de acordo com a coloração (Fig. 5.1).

No entanto, é difícil obter uma superfície exterior lisa nas coroas provisórias feitas por este método (polimerização sem pressão, pelo que existem normalmente muitos poros). Isto aumenta a probabilidade de acumulação de placa bacteriana. A pressão sobre o plástico durante a polimerização pode ser aplicada através de celofane ou película de polietileno. Durante o fabrico, é possível a ocorrência de danos químicos tóxicos na membrana mucosa, bem como provocar uma reação alérgica.

<u>Método de fabrico.</u>

1. determinar a cor da coroa de acordo com a cor do material de enchimento.

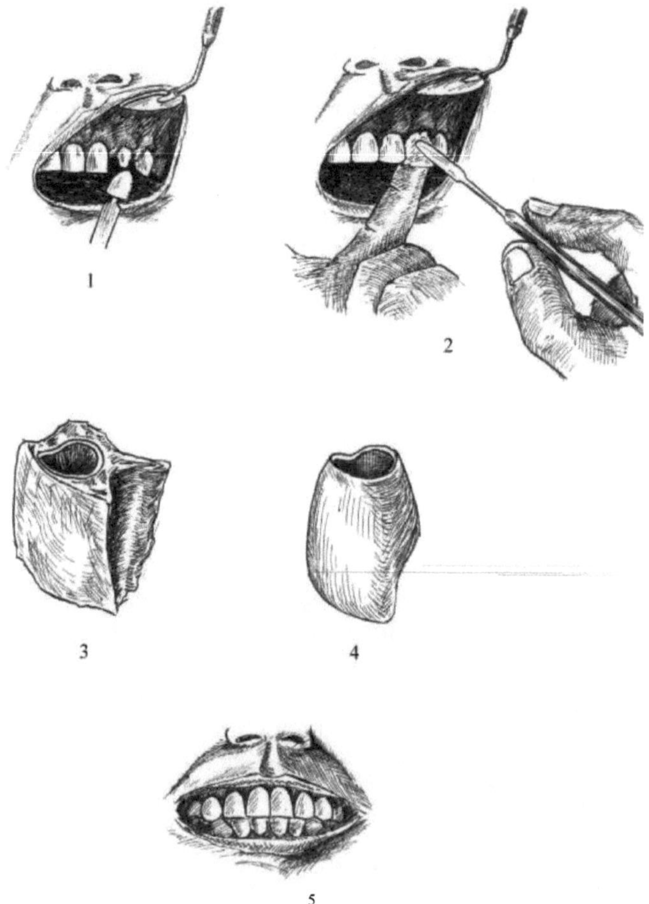

Fig. 5.1 Fabrico, numa única sessão, de uma coroa provisória de plástico auto-endurecedor utilizando o método direto.

2. Aplicar cuidadosamente uma fina camada de material isolante, como vaselina, no coto do dente preparado e na parte adjacente da mucosa, bem como nos dentes adjacentes e antagonistas, para evitar efeitos indesejáveis da polimerização do plástico.

3. Preparar o plástico auto-endurecedor e colocá-lo sobre o membro residual numa fase semelhante a uma massa.

4. O paciente fecha os maxilares na posição oclusal central, e o clínico utiliza uma espátula na superfície vestibular para contornar a peça em bruto de plástico de acordo com os contornos da coroa a ser fabricada. Em seguida, é aconselhável cobrir a peça de trabalho com uma camada de vaselina ou uma película de polietileno/celuloide.

5. Sem desapertar os maxilares, o doente introduz água ou uma solução aquosa de soda na boca (pode ser repetido duas ou três vezes). Para acelerar a polimerização, o líquido pode ser aquecido (+40-50° C), mas isto aumenta a probabilidade de surgirem poros no plástico.

6. Na fase de polimerização do plástico, semelhante à borracha, a peça de trabalho é cuidadosamente removida da cavidade oral. A polimerização para um corpo sólido é permitida, mas é difícil remover a peça de trabalho da cavidade oral, porque o plástico está fixado no espaço subequador dos dentes adjacentes. Nestes casos, é possível utilizar um empurrador de coroas para derrubar coroas, por exemplo, o aparelho de E.W. Kopp. Neste caso, a probabilidade de danos (tóxico-químicos e mecânicos) na mucosa na área da peça de plástico aumenta.

7. Pede-se ao doente que lave bem a boca várias vezes, por exemplo, com uma solução de soda, ao mesmo tempo que é necessário tratar a membrana mucosa com peróxido de hidrogénio.

8. Utilizando ferramentas abrasivas, a peça de plástico é maquinada para obter a forma anatómica necessária da coroa.

9. Depois de a colocar no coto do dente, a modelação final da forma da coroa provisória é efectuada através do desbaste do plástico e da correção da articulação.

10. Após a retificação e o polimento da coroa, esta é fixada temporariamente no dente.

Para um contacto estreito entre a coroa e o coto dentário, é frequentemente necessário corrigir o interior da estrutura provisória.

FABRICO DE UMA SESSÃO

COROAS PROVISÓRIAS FEITAS DE DENTES ARTIFICIAIS DE PLÁSTICO NORMALIZADOS E DE PLÁSTICO AUTO-ENDURECEDOR POR MÉTODO DIRECTO

A aplicação desta técnica proposta está geralmente disponível, uma vez que os dentes artificiais são facilmente seleccionados a partir dos dentes remanescentes do conjunto (rossy-pi), que permanecem após o fabrico de dentes removíveis, e para a restauração da parte oral podem ser utilizados plásticos auto-endurecedores baratos de cor branca (ex.: Carbodent) ou mesmo rosa (ex.: Redont ou Protacryl). A modelação da parte vestibular da coroa não é efectuada (Fig. 5.2).

É possível fazer corresponder a cor da coroa com bastante exatidão. A coroa tem uma superfície vestibular lisa do dente artificial, o que reduz a possibilidade de placa bacteriana. No entanto, o fabrico e a utilização temporária de tais coroas podem causar efeitos indesejáveis de plásticos auto-endurecedores nos tecidos do leito e do campo da prótese, bem como provocar uma reação alérgica.

<u>Método de fabrico</u>

1. determinar a cor, o estilo e as dimensões do dente artificial para a coroa de acordo com o esquema geralmente aceite (cor por cor, por exemplo, Estedent-03; estilo - de acordo com os contornos do rosto; tamanho medindo a largura dos dentes do lado oposto ou a distância entre dentes adjacentes).

2. Selecionar um dente artificial de um conjunto, que é o mais fácil, ou de um placer.

3. Verificar o alinhamento do dente na cavidade oral.

4. Uma parte da parte oral do dente artificial é removida para obter uma concha utilizando, por exemplo, uma fresa cilíndrica metálica.

■1-5. Colocar a concha na cavidade oral sobre o dente, no pescoço, removendo-a com o mesmo instrumento. A concha completa deve cobrir a vestibular e parte das superfícies aproximadas. Deve ter-se cuidado ao colocar a concha no dente para evitar danificar a gengiva.

6. Cobrir o membro residual do dente preparado, bem como a mucosa e os dentes adjacentes, com uma camada protetora, por exemplo vaselina.

7. O plástico auto-endurecedor é misturado e o monómero acrílico é aplicado na superfície interna do invólucro de plástico.

8. Após aguardar a fase pastosa, o plástico é aplicado no membro residual com uma espátula. Pede-se ao doente que feche os dentes. Coloca-se o invólucro adaptado.

9. Na fase de polimerização tipo borracha, a composição plástica é removida do dente.

10. Pede-se ao doente que enxagúe bem a boca, por exemplo, com bicarbonato de sódio. O coto e a mucosa são então cuidadosamente tratados com peróxido de hidrogénio.

11. Após a polimerização completa do plástico auto-endurecedor, orientado sobre a impressão do colo do dente, remover o excesso de plástico, lixar e polir a sua superfície oral.

12. Depois de verificar o aperto da coroa e a correção da mordida, a coroa é temporariamente cimentada ao dente.

Quando se utiliza esta técnica, pode ser necessário corrigir a superfície interna da coroa fabricada.

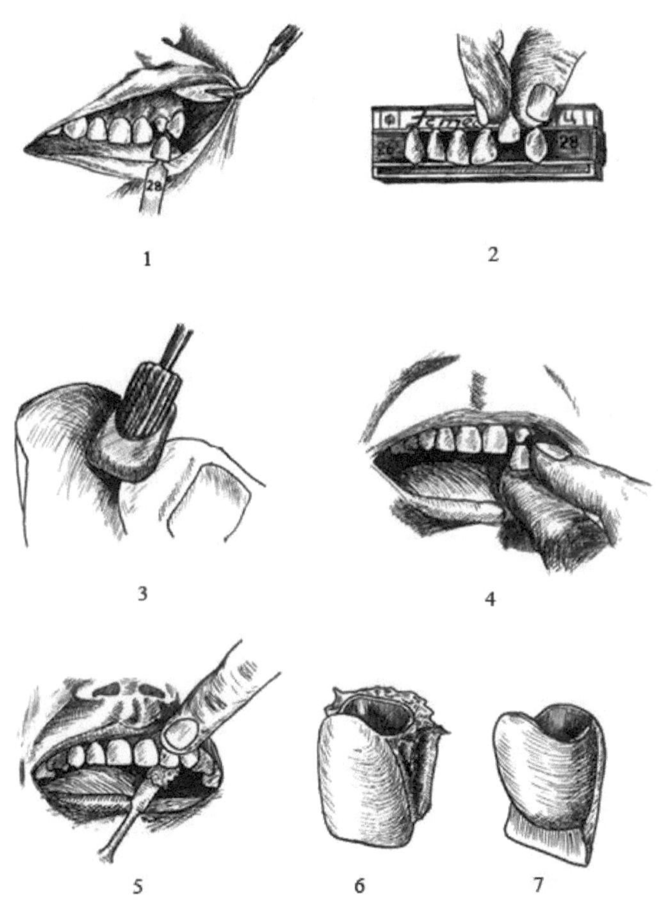

Fig.5.2 Fabrico numa sessão de uma coroa provisória a partir de dentes artificiais de plástico padrão e plástico auto-endurecedor por método direto.

FABRICO DE UMA SESSÃO
COROA PROVISÓRIA FEITA DE PLÁSTICO AUTO-ENDURECEDOR
COM UMA CAPA DE CELULÓIDE (POLIETILENO) COM A
FORMA ANATÓMICA DA COROA DO DENTE
MÉTODO DIRECTO

Para proteger os tecidos duros dos dentes preparados, podem ser utilizadas capas protectoras de celuloide padrão, disponíveis em muitas empresas.

A técnica permite obter uma superfície externa lisa da coroa, o que elimina a fixação persistente de placa mole na mesma, bem como a necessidade de polir a coroa provisória antes da fixação. A modelação do polímero é efectuada com um contra-carimbo (Fig.5.3).

1. Uma capa de celuloide com a forma anatómica de uma coroa de dente, por

exemplo, uma preparação para uma coroa temporária ou obturações contornadas, é colocada no coto do dente na cavidade oral. É vantajoso assegurar que os maxilares estão bloqueados numa posição oclusal central durante o encaixe.

2. Cobrir o coto do dente extraído com vaselina.

3. Preparar o material de polímero para a coroa provisória, colocá-lo na tampa até ao pescoço. Depois de aguardar a fase de polimerização - pastosa, colocar o sistema cap-polímero no membro residual. Posicionar os maxilares do paciente em oclusão central.

4. Na fase de polimerização é semelhante à borracha, o sistema tampão-polímero é removido da cavidade oral.

5. O doente lava bem a boca com uma solução aquosa de soda. Ao mesmo tempo, tratar a mucosa do coto do dente com uma solução de peróxido de hidrogénio.

6. Depois de aguardar a fase de polimerização - sólida, corte a tampa com uma espátula afiada e retire-a da coroa provisória.

7. Colocar a coroa no membro residual e corrigi-la, se necessário, no pescoço e na superfície oral (oclusal) se houver um aumento da altura da mordida.

8. Se a coroa tiver sido corrigida, deve ser rectificada e polida.

9. A fixação de coroas é efectuada sobre o material de fixação temporária no dente da construção fixa.

Infelizmente, esta técnica só é aceitável no caso de coroas unitárias em 1-2 dentes adjacentes.

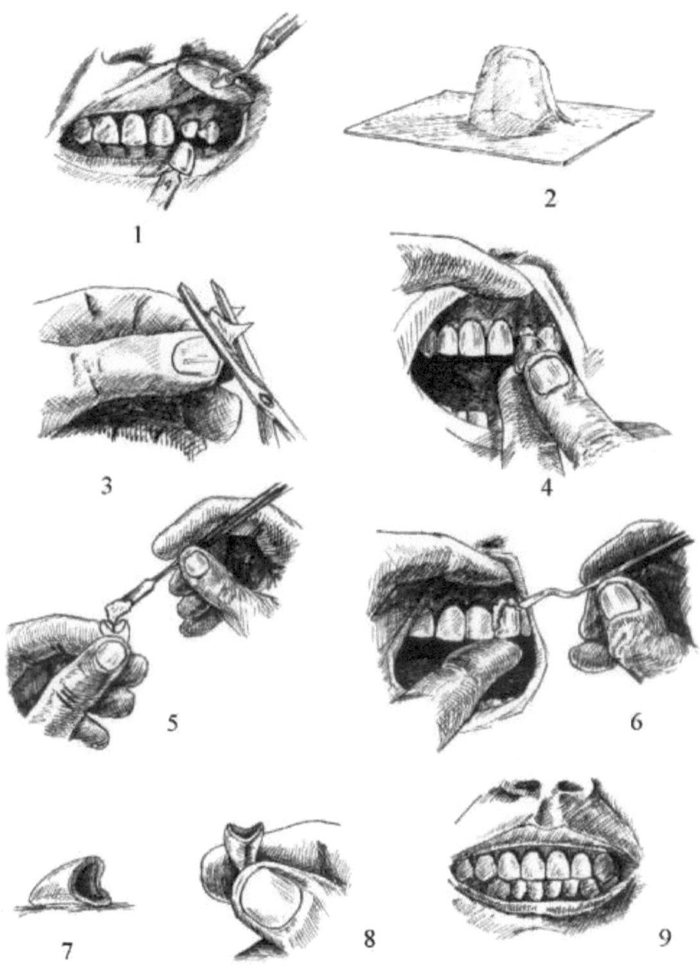

Fig.5.3 Fabrico, numa única sessão, de uma coroa provisória de plástico auto-endurecedor com uma capa de celuloide (polietileno) com a forma anatómica do dente no método direto.

COROAS PROVISÓRIAS DE POLICARBONATO 3M (MÉTODO DIRECTO DE SESSÃO ÚNICA)

Existe uma vasta gama de coroas provisórias de polímero padrão disponíveis. Infelizmente, existem algumas diferenças na sua aplicação. Vamos analisar mais pormenorizadamente as coroas 3M.

As coroas 3M podem ser facilmente colocadas com rebarbas dentárias, tesouras de coroas e pinças de engaste.

A sua utilização permite ganhar muito tempo.

As coroas são feitas de resina de policarbonato com a adição de fibra de vidro. Isto não só possibilita o ajuste da coroa, como também garante a sua resistência e fiabilidade. As coroas temporárias de policarbonato da 3M Company proporcionam uma proteção fiável e, ao mesmo tempo, permitem que o dente cumpra as suas funções.

As coroas têm uma forma anatómica e satisfazem os requisitos estéticos. Está disponível uma vasta gama de coroas de diferentes tamanhos. A cor das coroas é universal e o material de que são feitas é bastante transparente. Isto torna possível alterar a sua cor com a ajuda de materiais de correção de calço. As coroas têm uma superfície lisa, o que também reduz a possibilidade de formação de placa bacteriana.

Método de aplicação

1. O tamanho correto da coroa é selecionado medindo a largura distal medial ao nível dos pontos de contacto do dente preparado, ou medindo a largura do dente no lado oposto do dente...

2. A margem anterior da coroa é aparada e moldada com uma tesoura de coroa ou uma broca ou pedra especial. Deve-se ter cuidado ao colocar a coroa nas margens preparadas.

3. A coroa é então preenchida com material acrílico ou compósito. Se forem utilizados plásticos acrílicos autopolimerizáveis, o material deve ser vertido na coroa imediatamente após a mistura. Depois de o material ter engrossado (fase de teste), a coroa é colocada no dente preparado. Antes de colocar a coroa, é necessário lubrificar a superfície preparada e a gengiva à sua volta com vaselina. Quando o acrilato começa a endurecer, a coroa deve ser removida e colocada novamente. Este procedimento deve ser repetido várias vezes. A remoção da coroa durante a polimerização da resina acrílica ajuda a dissipar o calor gerado pela reação exotérmica. A utilização de materiais espaçadores assegura uma boa adaptação marginal. O acrílico autopolimerizável liga-se quimicamente ao policarbonato das coroas. Os materiais compósitos requerem um processamento menor para fixar a coroa, tal como a maquinação do lado interior. É possível obter uma ligação química através do pré-tratamento das superfícies de contacto da coroa com um primário (por exemplo, marca Conense).

4. Depois de o material de amortecimento ter endurecido, a coroa é removida do dente e os seus bordos são cuidadosamente aparados e polidos. É muito importante conseguir uma fixação precisa da coroa no bordo da superfície preparada, uma vez que isto ajudará a evitar danos na gengiva. A não colocação correcta da coroa pode resultar numa retração gengival traumática antes da colocação de uma coroa definitiva.

5. Depois de verificar o aperto da coroa e a mordida, a coroa de policarbonato deve ser cimentada com um cimento protético provisório adequado. De acordo com as recomendações da empresa, os cimentos que contêm zinco-eugenol proporcionam uma ligação química aos acrílicos e policarbonatos, enquanto outros cimentos proporcionam uma fixação puramente mecânica. As propriedades de

cimentação podem ser melhoradas através do entalhe do lado interior da coroa.

É possível fabricar pontes provisórias e próteses de esplintagem utilizando um conjunto manufaturado de coroas de policarbonato oferecido por várias empresas.

1.   Do conjunto escolho as coroas do tamanho e cor pretendidos, a parte do colo é ajustada com precisão ao bordo do dente preparado através de maquinação e resina acrílica auto-endurecedora.

2.   A impressão é efectuada, é feito um modelo em gesso e, em seguida, a parte intermédia é moldada em cera. A cera é substituída por plástico acrílico. O corpo da ponte pode ser obtido a partir de dentes de plástico normal, fazendo um modelo do mesmo.

3.   As coroas de policarbonato são colocadas nos dentes e, em seguida, as peças intermédias e de suporte são unidas diretamente na cavidade oral utilizando plástico acrílico autopolimerizável. Após a cura, a prótese é removida da cavidade oral. Processar a prótese. Se necessário, as coroas são rectificadas com plástico acrílico.

4.   Fixação da prótese.

Este método de fabrico de pontes temporárias é económico e permite o fabrico de estruturas estéticas temporárias e permanentes. São bem toleradas pelos tecidos orais. As ligações entre o policarbonato e os materiais acrílicos autopolimerizáveis são suficientemente fiáveis.

A ligação entre a coroa e a peça intermédia também pode ser efectuada na fase técnica (prótese de duas fases):

1.   São colocadas coroas de policarbonato.

2.   São tiradas impressões. Deve ser dada preferência às oclusais. As coroas são colocadas na impressão.

3.   Os modelos com coroas de policarbonato são fundidos.

4.   A parte intermédia da ponte é modelada em cera. Quando é feita de plástico, ocorre uma ligação química entre o elemento de suporte e o corpo da ponte.

5.   Ajuste, retificação, correção da articulação.

6.   Fixação.

As coroas de policarbonato e os dentes artificiais podem ser utilizados eficazmente para fabricar pontes num método direto de uma única sessão.

1.   Colocar coroas de policarbonato (de acordo com o pescoço e a mordida do membro residual).

2.   Um dente artificial de plástico é selecionado na cavidade oral de acordo com o tamanho do defeito.

3.   Preparar plástico auto-endurecedor.

4.   Na fase de enfiamento, é colocado plástico nas superfícies aproximadas das coroas e dos dentes, combinando-os para produzir uma prótese semelhante a uma ponte.

5.   Após a polimerização do plástico, em resultado da qual as coroas e os dentes serão unidos, a estrutura dentária é ajustada. É efectuada a correção da articulação.

A prótese é maquinada, rectificada e polida.

6. Fixação.

O resultado é uma prótese de ponte que tem a aparência estética necessária e fiabilidade suficiente.

FABRICO DIRECTO, NUMA ÚNICA SESSÃO, DE UMA COROA PROVISÓRIA DE PLÁSTICO AUTO-ENDURECEDOR, UTILIZANDO UMA IMPRESSÃO FEITA ANTES DA PREPARAÇÃO DO DENTE

(Aperfeiçoamento da metodologia de V.Y. Kurlyandsky)

A utilização desta técnica poupa significativamente o tempo do médico para o fabrico de uma coroa provisória. Uma vez recebida, a coroa não necessita de correção da mordida ou da forma anatómica. A cor é facilmente combinada com a cor do material correspondente utilizado. Qualquer número de dentes pode ser restaurado com coroas provisórias. O polímero é modelado com um contra-carimbo - uma impressão tirada do maxilar preparado antes da preparação (Fig. 5.3).

No entanto, a superfície externa da coroa provisória muitas vezes não é lisa, o que aumenta a possibilidade de formação de placa bacteriana. Ao utilizar esta técnica, existe uma elevada probabilidade de danos tóxico-químicos na mucosa na área do coto dentário.

Método de fabrico.

1. A preparação do dente consiste na remoção de um defeito nos tecidos duros do dente, como uma cavidade cariosa, na cavidade oral com cera dura, dando-lhe uma forma anatómica. A preparação da linha do dente consiste no seguinte - na área do dente em falta é colocada cera, modelada de acordo com o tipo de dente.

2. É efectuada uma impressão parcial com material de impressão de silicone. Preparar a impressão removendo (se houver) as membranas interdentárias (espaço subequatorial aproximado) com uma tesoura afiada.)

3. É efectuada uma preparação profunda para estruturas fixas permanentes e é obtida uma impressão para o seu fabrico.

4. Seleção da cor do material das coroas provisórias.

5. Preparar o plástico auto-endurecedor e preencher o recesso de impressão na área do dente preparado na fase de rosca simples. A impressão é imediatamente colocada no maxilar. Antes de colocar a impressão, é essencial lubrificar cuidadosamente a superfície do tecido duro preparado e os dentes adjacentes, bem como a gengiva à sua volta, com vaselina.

Sob o controlo dos resíduos de material polimérico fora da cavidade oral (aguardando a fase de polimerização semelhante à da borracha), a impressão e a coroa de polímero são extraídas.

7. Pedir ao doente para enxaguar bem a boca com uma solução de soda e tratar a área com uma solução de peróxido de hidrogénio (repetidamente). Depois disso, é necessário efetuar uma aplicação de uma solução anti-séptica fraca.

8. Depois de esperar que o polímero endureça completamente, remova a peça de impressão, processe-a e fabrique uma coroa provisória. Retificar e polir a estrutura provisória.

9. Depois de verificar o aperto da colocação da coroa e a altura da mordida, deve ser efectuada uma fixação temporária da coroa.

Nos casos em que o dente já foi preparado, foi proposta e testada a seguinte técnica melhorada:

1. A cera amolecida é aplicada no dente preparado na cavidade oral.

2. Moldar a placa de cera ao contorno da forma do dente e ajustá-la à dentição.

3. Tirar uma impressão.

4. Retirar a cera.

5. Seleção da cor para a coroa provisória.

6. O plástico preparado e em fase de filamento é colocado na impressão na área do dente a ser restaurado.

7. Antes de colocar a impressão no maxilar, é imperativo lubrificar o membro residual, os dentes adjacentes e a gengiva com vaselina.

8. Colocar a impressão no maxilar.

9. Depois de aguardar a fase de borracha do plástico, retire a impressão da cavidade oral.

10. O doente lava a boca e aplica uma solução anti-séptica fraca ou um agente anti-inflamatório.

11. É fabricada uma coroa provisória a partir da peça de plástico endurecido.

12. Após a modelação final e o ajuste na cavidade oral, o polimento e a retificação, é efectuada a fixação temporária da coroa.

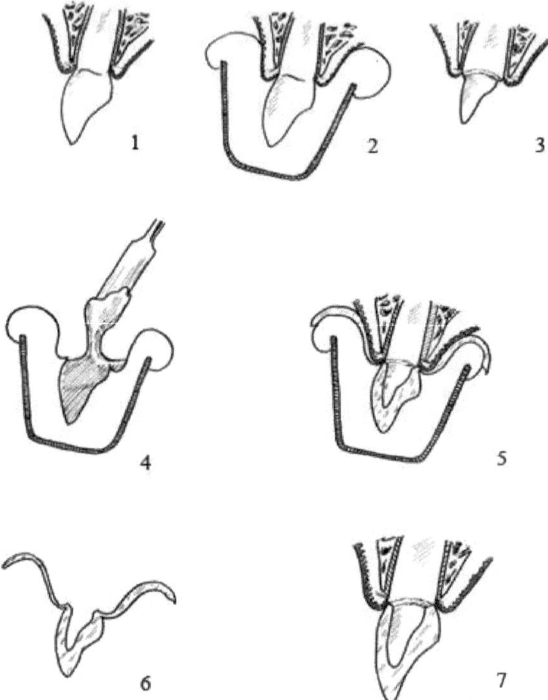

Fig. 5.3. Fabrico direto, numa só sessão, de uma coroa provisória de plástico auto-endurecedor, utilizando uma impressão feita antes da preparação dos dentes.

***

Devido ao facto de, hoje em dia, os pacientes fazerem exigências estéticas crescentes mesmo para próteses temporárias, é necessário elaborar os métodos de fabrico de coroas temporárias de polímero multicoloridas feitas de plásticos auto-endurecedores.

FABRICO DE UMA
COROA PROVISÓRIA INDIRECTA MULTICOLORIDA, MULTICAMADAS, FEITA DE MATERIAL AUTO-ENDURECEDOR
PLÁSTICO

1. Determinar o padrão de cor do dente a ser restaurado e esboçar um diagrama do dente.

2. Após a preparação profunda e a recolha de impressões para as próteses definitivas, inicia-se o fabrico de próteses provisórias.

3. A realização de uma impressão e a obtenção de um modelo são efectuadas de forma convencional. São aplicadas camadas de isolamento e compensação. Fixar os modelos na oclusão central.

4. Selecionar as cores de plástico auto-endurecedor necessárias para o fabrico da coroa de acordo com o esquema de cores esboçado do dente. Neste caso, deve ser

136

dada preferência ao plástico para enchimento de dentes "Karbodent", uma vez que o seu conjunto tem uma cor de pó plástico n.º O. A sua utilização facilita a imitação do esmalte.

5. Preparar o plástico e, na fase pastosa da polimerização, aplicá-lo ao coto do modelo de gesso em camadas. Para as ligar melhor é necessário utilizar o monómero líquido, aplicado com uma seringa ou com um cotonete humedecido. É preferível efetuar a polimerização sob pressão.

6. Após a polimerização completa, a coroa provisória é removida do modelo de gesso. A coroa provisória é colocada na cavidade oral. Se for necessário, efetuar o acabamento da imagem a cores com plástico auto-endurecedor da cor adequada.

7. É efectuada a correção da articulação. Lixar e polir. É aconselhável expor a estrutura à temperatura para aumentar a sua inocuidade biológica.

8. A fixação é efectuada com materiais temporários.

Este método permite o fabrico de uma coroa multicolorida semelhante à cor dos dentes naturais. No entanto, quando se procede ao fabrico de próteses provisórias desta forma, é necessário ter em conta os aspectos laborais e biológicos de tal construção. Isto explica porque é que estas restaurações temporárias e o seu método de fabrico não são amplamente utilizados.

***

Existem muitos materiais disponíveis para a retenção de próteses temporárias. Ao selecionar um material de retenção temporária (preenchimento), é importante considerar a duração da prótese temporária. Os materiais de restauração temporários mais utilizados têm certas vantagens:

- Cimento de eugenol de zinco (sem carga) - não provoca reação pulpar;
- Cimento de óxido de zinco-eugenol modificado (com carga) - não provoca reação pulpar; mais resistente às deformações por compressão e tensão do que o óxido de zinco-eugenol não modificado; o eugenol inibe a polimerização dos plásticos;
- Material de hidróxido de cálcio (cimentos quelatos) - bacteriostático; tem um tempo de trabalho curto; boas propriedades de isolamento térmico;
- Cimento de óxido de zinco sem eugenol - não inibe a polimerização dos plásticos, não adere às coroas metálicas tão bem como os agentes que contêm eugenol;
- Plástico sem Eugenol - solubilidade muito baixa na saliva, não inibe a polimerização dos plásticos.

Todos eles estão unidos pela presença de óxido de zinco na sua composição.

Se a preparação do dente e o fabrico do provisório forem adequados, pode conseguir-se uma fixação mecânica satisfatória. Nestes casos, a fixação durante 12 dias pode ser efectuada com gel contendo flúor. Este reduz a sensibilidade dos tecidos duros após a preparação, aumenta a resistência aos efeitos dos ácidos e reduz a tendência para a formação de placa bacteriana. O flúor também inibe a ação dos microorganismos.

Capítulo VI

A UTILIZAÇÃO DE COROAS TERAPÊUTICAS NA PREPARAÇÃO DE DENTES PARA PRÓTESE FIXA

Não é aconselhável despulperar dentes saudáveis durante a realização de próteses. Manter a polpa viva evita o desenvolvimento de processos patológicos no periodonto do ápice e a violação da elasticidade dos tecidos duros.

Na realização de próteses dentárias estéticas, os profissionais acreditam, pelo contrário, que é necessário efetuar necessariamente a despolpagem dos dentes e, em seguida, uma preparação profunda. Acreditam que assim se elimina o risco de complicações (pulpite e depois periodontite do ápice).

A utilização de dentes despolpados como suportes reduz significativamente a fiabilidade da fixação de estruturas protéticas fixas. Entre as razões que determinam este fenómeno, a mais grave é a possibilidade de perda das propriedades mecânicas dos tecidos duros. A diminuição da microdureza e da resistência dos tecidos duros dos dentes após a despolpagem foi estabelecida de forma fiável (A.V. Melekhin, 1980; O.V. Tikhomirova, 1987; V.N. Shabanov, 1988; V.N. Arendaryuk, 1990, etc.). Verificámos que a diminuição da resistência dos tecidos duros em 2-4 vezes nestes casos depende do tipo de material de preenchimento utilizado para o tratamento.

As recomendações sobre a questão de despulpar ou não um dente antes das próteses estéticas são controversas. A maioria dos autores concorda que a despulpagem dos dentes antes da preparação profunda para próteses cosméticas é indicada apenas no caso de alongamento dentário-alveolar acentuado, inclinação dos dentes em direção ao defeito da dentição, anomalias na forma, tamanho e posição dos dentes anteriores em adultos, quando não é possível corrigi-los por métodos ortodônticos, bem como a presença de alterações periodontais-parodontais de grau I-II. As complicações emergentes dependem, em grande medida, da eficácia do tratamento na região periodontal do ápice e da integridade da obturação dos canais radiculares dos dentes.

Muitos autores salientam que, em pacientes com um periodonto saudável, é aconselhável efetuar uma preparação profunda dos tecidos duros sem depilação preliminar dos dentes, de modo a assegurar uma prótese estética e fisiológica com próteses cosméticas (próteses fixas).

Por conseguinte, a principal dificuldade com que o protésico se depara quando prepara um dente para uma prótese estética é a necessidade de uma preparação significativa dos tecidos duros. Isto levanta uma série de problemas. A indoloridade do ranger de dentes não-polpáveis pode ser conseguida através da utilização de anestesia. No entanto, quando a anestesia é aplicada, perde-se o critério clínico da dor, através do qual o médico pode avaliar a aproximação a áreas perigosas em termos de segurança pulpar. Além disso, o perigo em si está, sem dúvida, relacionado não só com a proximidade anatómica da polpa, mas também com o estado dos tecidos que a rodeiam. É por esta razão que as recomendações interessantes e úteis para ter em conta as características anatómicas (topografia pulpar) de cada dente não satisfazem totalmente os clínicos, uma vez que cada dente é único à sua maneira.

Para resolver este problema, em 1986 propusemos e testámos experimentalmente e clinicamente um método de preparação de dentes não despolpados para próteses fixas cosméticas (certificado de direitos de autor da URSS n.º 1613110, autores V.N. Arendaryuk, V.R. Okushko, V.M. Pavlenko, V.A. Klyomin).

O método proposto tem como objetivo o selamento da dentina, a redução da sua permeabilidade e sensibilidade, o aumento da sua resistência e a formação da camada necessária de dentina de substituição num curto espaço de tempo. O método baseia-se na divisão da fase de preparação em 2-4 sessões (etapas) e na aplicação de agentes de fixação especiais e coroas terapêuticas.

Este método é o método de eleição, especialmente nos casos em que se procede à prótese de jovens. Sabe-se que em pacientes até aos 20-25 anos de idade, a espessura da parede das coroas, especialmente dos dentes frontais, é inferior a 2 mm. Por isso, não se recomenda a realização de preparos profundos em dentes não-polpáveis aquando da prestação de cuidados protéticos. A aplicação do método proposto permite uma preparação profunda em qualquer idade sem despolpagem preliminar.

O doente é avisado das particularidades deste método, das suas vantagens e das particularidades de um tratamento prolongado.

Na primeira consulta, é aconselhável efetuar uma preparação até ao limite esmalte-dentina, de preferência com remoção completa do esmalte. Deve-se ter em mente que a preparação antes do início de uma dor intolerável é inaceitável do ponto de vista deontológico. O aparecimento de uma tal reação dolorosa, como as nossas observações demonstraram, indica a penetração em camadas com elevada permeabilidade (resistência eléctrica inferior a 25 kOhm).

O desejo de alcançar o resultado operatório máximo na primeira consulta afecta negativamente a preparação biológica posterior dos tecidos duros. Quanto mais profunda for a descamação na primeira consulta, menor será o efeito terapêutico de cada fase subsequente, separadamente, e de todo o tratamento, respetivamente. Pode presumir-se que a descamação profunda traumatiza os crescimentos dos odontoblastos. Isto deve-se, sem dúvida, ao fenómeno de M. Vranustrom - movimento centrífugo dos odontoblastos quando a dentina é danificada.

Por este motivo, pode ser utilizado um ponto de referência fiável - a ligação esmalte-dentina - nos cuidados de saúde práticos durante a primeira trituração. Isto pode ser facilmente monitorizado, por exemplo, pintando o dente preparado com solução de iodo. Uma vez que o esmalte e a dentina têm um conteúdo orgânico diferente, a coloração do dente nesta área é do tipo "camuflagem". Não é aconselhável uma preparação mais profunda. A resistência óhmica da dentina após este procedimento é normalmente de 30-40 kOhm. De seguida, é tirada uma impressão do maxilar para o fabrico de uma coroa de tratamento. O objetivo da coroa é proteger a "superfície da ferida" do tecido duro dentário entre as etapas de preparação fraccionada, ao mesmo tempo que cumpre a função principal da coroa. Ao mesmo tempo, deve cumprir duas outras funções mutuamente exclusivas. Por um lado, tal como outras estruturas fixas, deve ser bem fixada devido a um ajuste suficientemente apertado ao dente e à adesão ao material de fixação. Por outro lado - deve ser um recetáculo para o medicamento, que contribuirá para o livre fluxo de licor a partir da superfície preparada do dente, colocada entre o dente e a parede da coroa. Por conseguinte, na coroa devem necessariamente ser dispostas zonas concebidas para a reserva de medicamentos. Assim, foi proposto o desenho da coroa terapêutica, tendo na espessura das paredes dos nichos de retenção e do depósito, abertura na superfície interna, em contacto com o dente de suporte (Fig. 6.1).

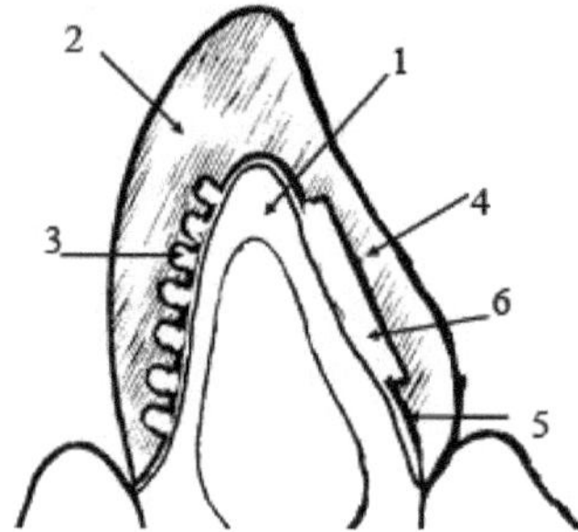

Fig.6.1. Coroa terapêutica fixada no dente (secção)
1. Dente
2. Coroa de cura
3. Micro-reservatório de nicho
4. Depósito-reservatório
5. Zona de retenção da coroa
6. Material de fixação de medicamentos

Tecnicamente, o fabrico de uma coroa de polímero cicatrizante pode ser efectuado de duas formas.

I_way_Faz-se uma coroa de plástico com paredes espessas. Após o encaixe, são feitos recessos ou depósitos na sua superfície interna com uma broca em forma de espiga ou bola. Neste caso, deve ter-se em atenção o facto de os eixos longitudinais dos recessos estarem localizados perpendicularmente ao eixo do dente. Os nichos e depósitos podem ser ligados numa ranhura contínua em forma de espiral ou formar uma série de recessos circulares. A sua profundidade não deve atingir o meio da espessura da parede.

O fabrico da coroa consiste em aplicar um rolo de depósito e recesso de cimento no coto de gesso antes de o modelar. Os passos subsequentes do fabrico de uma coroa plástica terapêutica não diferem dos geralmente aceites. Após a colocação da coroa de cicatrização, o cimento é removido e o depósito é obtido. A remoção do cimento pode ser efectuada dissolvendo-o num ácido ki.

No processo de procura do material de fixação ideal para o tratamento, foram testados vários materiais recomendados por diferentes autores. Estudos experimentais conduzidos por V.N. Arendaryukam (1986) em dentes de porcos domésticos mostraram que a compactação da dentina, o aumento da resistência e a estimulação da formação de dentina de substituição não ocorrem quando se selam os dentes preparados com coroas fixadas em cimento à prova de água. Vários cimentos foram imediatamente rejeitados - todos eles reduziram a resistência óhmica do dente durante o período de controlo.

Foram estudados em pormenor vários materiais de zincoxi-eugenol recomendados como tendo um efeito anti-inflamatório significativo e afectando favoravelmente a polpa. Mas o crescimento da resistência óhmica era extremamente lento, a preparação repetida era dolorosa. Foi feita uma tentativa de efetuar todo o ciclo de tratamento, fixando a coroa provisória em "Repin" (material de impressão utilizado para a fixação temporária de coroas). Mas mesmo com a sua utilização após 16-20 dias, a condutividade eléctrica e a sensibilidade do dente eram elevadas.

Depois disso, tentou-se utilizar materiais que não impedissem o livre escoamento do licor dentário e, entre eles, o melhor foi a dentina comum para ligaduras (dentina aquosa), misturada com uma solução a 2% de ácido sulfúrico de cobre, que, nesta concentração, tem um efeito ligeiramente irritante na polpa e é também um anti-sético, protegendo a superfície da ferida do dente preparado. Comparando o efeito terapêutico das duas preparações (Fig. 6.2), pode ver-se que o efeito da dentina aquosa é cerca de uma ordem de grandeza superior ao da pasta de zincoxi-eugenol em doentes da mesma faixa etária. Por conseguinte, apenas a dentina aquosa misturada com uma solução de sulfato de cobre a 2%
foi utilizado no futuro.

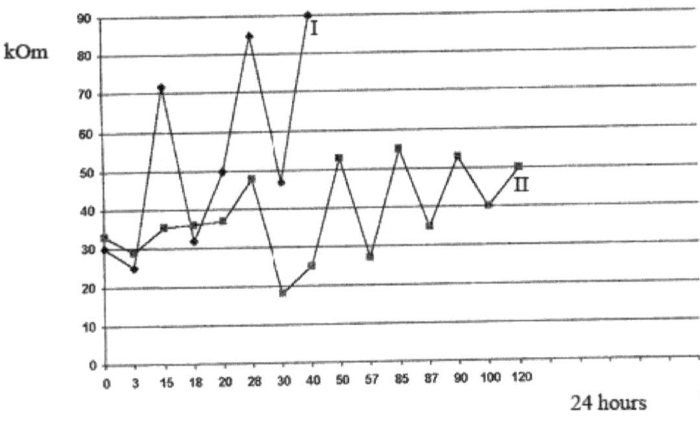

Fig. 6.2. Dinâmica da resistência eléctrica dos tecidos duros dentários sob coroas de tratamento fixadas em diferentes materiais:
I - dentina aquosa misturada com solução de sulfato de cobre a dois por cento;

II - pasta de zincoxi-eugenol.

Quando é utilizado (amassado) não deve apresentar homogeneidade, sendo desejável mesmo a presença de pequenas bolhas, que não pioram as condições de fixação, e criam condições adicionais para a acumulação de licor dentário (dentina) pós-operatório.

Na segunda visita clínica, que se realiza de preferência no dia da preparação, os dentes do paciente não são preparados. ?! São colocadas e fixadas coroas provisórias de cicatrização.

A resistência eléctrica medida durante esta fase clínica mantém-se inalterada ou é inferior aos valores estabelecidos no final da preparação na fase anterior, sendo em média de 20-40 kOhm, o que indica um aumento da permeabilidade da dentina.

A terceira visita ao paciente dentro de duas semanas começa com a remoção das coroas de tratamento. Pode ser observada uma embebição ou ossificação mais ou menos pronunciada da dentina artificial. A medição da resistência eléctrica revela em todos os casos um aumento da resistência para o nível de 60-80 kOhm. Neste caso, quanto maior for a diferença de resistência, mais favorável é o prognóstico do sucesso da ação terapêutica.

É efectuado um desbaste adicional do tecido duro em 0,5-0,6 mm. Ao mesmo tempo, não se efectua a dopreparação nas áreas com maior dor. A medição de controlo da electrosoprativlenie revela um novo decréscimo para 25-45 kOhm, o que, mais uma vez, parece doloroso durante o desgaste. A coroa de tratamento é limpa dos restos do material de fixação. Devido ao facto de na primeira consulta o ranger ser mínimo, após as sessões seguintes o volume do dente diminui visivelmente e a fixação da coroa provisória piora. Nestes casos, é necessário corrigir a superfície interna com plástico clinicamente ou em laboratório, seguido de deposição e fixação da forma descrita acima.

Nas visitas subsequentes, todos os procedimentos da terceira fase clínica são repetidos. Assim que o grau necessário de tratamento do dente for atingido, inicia-se a fase final - fazer uma impressão para o fabrico de uma prótese definitiva. Isto pode ocorrer na quarta, quinta e muito raramente na sexta visita (após 15-60 dias, dependendo da idade).

Em todos os casos, quando a coroa de tratamento está demasiado solta, recorre-se à correção da parte interna da coroa num modelo de gesso ou no consultório sobre o dente.

É possível fabricar novas coroas de tratamento após cada preparação adicional.

Em cada visita subsequente, a resistência inicial é ligeiramente superior à da sessão anterior. Este fenómeno é naturalmente observado apesar de a camada de dentina se adelgaçar em cada sessão. Por outras palavras, há um aumento muito rápido da resistividade (diminuição da permeabilidade da dentina), devido à função da polpa. Um certo papel neste fenómeno pode também desempenhar um papel na formação de dentina de substituição.

A visita final inclui a remoção da estrutura de tratamento provisório, a colocação e fixação da prótese definitiva. Neste caso, o nível de resistência eléctrica da dentina atinge os valores máximos, cerca de 75-90 kOhm. Assim, a prótese fixa permanente é fixada nos tecidos muito menos permeáveis do que se fosse feita com um desgaste mínimo na primeira consulta (compare a resistência de cerca de 20-25 kOhm e 90 kOhm).

Estudos clínicos mostram a possibilidade de preservação pulpar na preparação profunda de tecidos duros para uma coroa, usando um método de preparação por etapas em combinação com uma coroa terapêutica, especialmente em pacientes jovens, o que pode ser claramente visto nas radiografias apresentadas (Fig. 6.3).

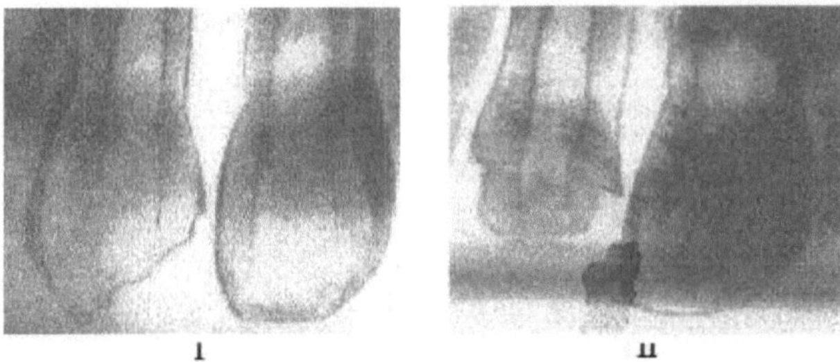

Figura 6.3. Radiografias do incisivo central superior de um rapaz de 11 anos antes e depois da preparação fraccionada com uma coroa de polímero terapêutico.

I - 11 dente tem uma quebra da integridade da coroa dentária devido a um traumatismo;
11- 11 dente após o tratamento, antes da fixação da coroa metalo-cerâmica.

Capítulo VII

BLOQUEIO AO UTILIZAR COROAS DE RETENTOR DE POLÍMERO PARA REFORÇAR PRÓTESES REMOVÍVEIS

Se não for possível tornar o fecho de uma prótese removível discreto, recomenda-se a utilização de um acessório chamado acessório de bloqueio (sinónimo: acessório).

Os attachments são dispositivos mecânicos concebidos para a retenção, fixação e estabilização de próteses removíveis. São dispositivos mecânicos que funcionam como retentores directos e destinam-se a fornecer:

- suporte (o ponto sobre o qual a prótese amovível actua durante a função) - resistência ao movimento vertical da prótese em direção aos tecidos;
- retenção - resistência ao movimento da prótese a partir do tecido;
- reciprocidade (trazer a prótese de volta após uma força) - contrariar as forças causadas pela retenção;
- estabilização (fixação da prótese removível a um determinado nível) - contrariar os movimentos horizontais da prótese;
- Fixação (segurar a prótese removível numa determinada posição) - contrariar o movimento do dente de suporte para longe da prótese e o movimento da prótese para longe do dente.

Considerando a necessidade de melhorar o tratamento ortopédico e o aumento da base material e técnica da dentisteria ortopédica, considera-se que os desenhos de fechaduras são de interesse tanto para o trabalho prático como para a investigação científica.

O desenho de cada fixação de bloqueio consiste numa peça de matriz e numa peça de incrustação (patrix). Uma destas peças é colocada na prótese removível e a outra torna-se parte da estrutura dentária no dente de ancoragem.

Estão em curso investigações para avaliar estes desenhos e estão a ser desenvolvidos novos. Nos últimos anos, tem sido dada especial atenção à melhoria do sistema de fecho para melhorar a prótese cosmética e para cobrir dentaduras.

De acordo com um princípio protético, quando são usados grampos e encaixes numa prótese, a força dos grampos e encaixes deve ser distribuída amplamente por todos os tecidos disponíveis no leito da prótese. A base da prótese parcial suportada por dentes e tecidos moles deve ser expandida para cobrir todo o rebordo alveolar existente, dentro dos limites da mobilidade funcional do movimento muscular da prega de transição. Tanto os dentes remanescentes como a região da mucosa da prótese removível devem ser utilizados para fornecer apoio, reforço, retenção direta e indireta e estabilização. Se um destes tecidos não for capaz de fornecer estas funções, devem ser considerados outros tipos de restaurações dentárias. É importante que a estrutura da prótese parcial esteja bem ligada aos dentes e a base à estrutura.

Este é o caso se toda a estrutura e a base forem rígidas e estiverem em contacto com três ou mais dentes. Por este motivo, deve ser sempre efectuado um contacto adicional quando se utilizam estes acessórios.

É feita uma distinção entre os encaixes de precisão, que são fabricados numa fábrica, e os encaixes de semi-precisão (sete precisões), que são fabricados num laboratório de prótese dentária por moldagem individual, utilizando peças de plástico fabricadas ou modelando-as em cera.

As qualidades de retenção das restaurações de semi-precisão são inferiores às das restaurações de precisão, pelo que são utilizados braços linguais adicionais para melhorar a retenção nas primeiras.

O recente desenvolvimento de tais próteses, com a sua retenção em compósitos, levou à utilização de componentes de ligação que fixam o elemento de bloqueio desta técnica diretamente ao esmalte dos dentes de retenção.

Considera-se que o trabalho mais completo que contém informações sobre praticamente todos os tipos de attachments existentes é a monografia de Preiskel H.W. Preiskel. Precision Attachments in Dentistry (Acessórios de Precisão em Medicina Dentária). - Londres, 1979, 236 p.

Ao mesmo tempo, nas últimas décadas, foram propostos mais de uma dúzia de novos modelos de parafusos de bloqueio.

M. Kornfeld (1974), E. S. Iroshnikova, V. I. Shevchenko (1989), D. R. Burns, J.E. Ward (1991) fornecem classificações dos tipos e modelos de fechos de segurança.

H.W.Preiskel (1979) propôs uma classificação refinada da fixação de acessórios, que tem sido amplamente praticada. De acordo com os princípios básicos, os desenhos são subdivididos da seguinte forma.

I. <u>Fixadores intracoronais (internos, intercoronais). A maior parte deles permite ligações fixas.</u>

1. Fixadores em que a retenção é efectuada apenas por força de atrito.

2. Fixações em que a retenção é reforçada por ajudas mecânicas.

II. <u>Fixações extracoronais (extracoronais, externas).</u>

I.   Fixadores com uma parte saliente:

a)   fixadores que asseguram ligações fixas;

b)   equipamentos que permitem ligações móveis.

Estes modelos são utilizados em defeitos de extremidade protésica como trituradores de carga.

II. Elementos de ligação que unem as partes da prótese e permitem um certo grau de mobilidade.

III. <u>Estruturas combinadas, que são um elemento de charneira fora da coroa ligado a um elemento de fixação dentro da coroa.</u>

IV. <u>Os fechos de botão, assim designados devido à forma da parte da lingueta.</u>

V. <u>Suportes de barra.</u>

1. articulações da barra que permitem a mobilidade entre a prótese e a barra.

2. elementos de barra, que são articulações fixas.

VI. <u>Fixadores auxiliares.</u>

1. Parafusos utilizados para ligar peças de próteses fixas e componentes de coroas

telescópicas.

2. Estruturas de fricção:

a) êmbolos utilizados para aumentar a retenção entre as duas partes de uma prótese telescópica;

b) pinos bipartidos utilizados em próteses seccionais.

3. Os fechos utilizados para ligar as duas partes de uma prótese seccionada funcionam como uma dobradiça de uma porta.

4. Bordos de prótese amovíveis com dobradiças que permitem a utilização de sub-retenções nos processos alveolares e espaços interdentários para retenção.

Propomos a utilização de uma série de outras características de classificação para os dispositivos de bloqueio:

- De acordo com os materiais utilizados na construção, deve ser feita uma distinção: metal e combinado (metal/polímero);

- por número de guias;

- de acordo com o método de ligação das partes amovíveis e fixas da prótese de fixação, estas devem ser divididas em rígidas e elásticas.

Teoricamente, os componentes da prótese rígida permanecem imóveis durante a função. No entanto, mesmo nas melhores condições, ocorre uma ligeira deslocação da prótese como resultado da carga oclusal no consultório. A quantidade de deslocação aumenta à medida que os componentes de fixação se desgastam.

Os attachments elásticos são caracterizados pela quantidade e direção da deslocação das partes componentes. Facilitam o movimento da base da prótese em direção ao tecido mole durante a função e, teoricamente, reduzem a quantidade de força transmitida aos dentes. Pensa-se que a fixação elástica actua como um "condutor de pressão". Pode proporcionar movimentos articulados, permitindo movimentos ao longo de um único plano, ao longo de vários planos, bem como movimentos circulares. Os attachments intracoronais precisos destinam-se normalmente a ser rígidos, enquanto os attachments extracoronais são normalmente elásticos.

Os attachments intracoronais rígidos têm todas as propriedades necessárias de um retentor direto ou direto.

Os attachments extracoronais elásticos, por outro lado, nem sempre fornecem apoio e reforço suficientes da prótese devido à sua natureza elástica. A ligação entre os componentes dos attachments elásticos só deve ocorrer sob a forma de contacto entre a prótese parcial removível e os dentes. Quando estas condições são cumpridas, a prótese removível recebe apenas retenção, enquanto o apoio, o reforço e a estabilização dependem principalmente do tamanho do rebordo remanescente. Por esta razão, devem ser adicionados componentes adicionais à prótese removível para reforçar a retenção.

O dispositivo de bloqueio é composto por duas partes firmemente encaixadas (Fig. 7.1). A parte da estrutura com a projeção de retenção é designada por pat- rice e a parte com a reentrância é designada por matriz. Uma delas é ancorada ao dente de suporte com um inlay, meia-coroa, mas mais frequentemente uma coroa, e a outra é ligada à prótese removível.

As construções conhecidas da parte fixa dos fechos de segurança são feitas de metal ou são combinadas.

Quando se utiliza este último, a prótese dentária é caracterizada como simples, porque não é necessário qualquer equipamento especial e os cuidados protéticos são efectuados por especialistas de qualquer qualificação.

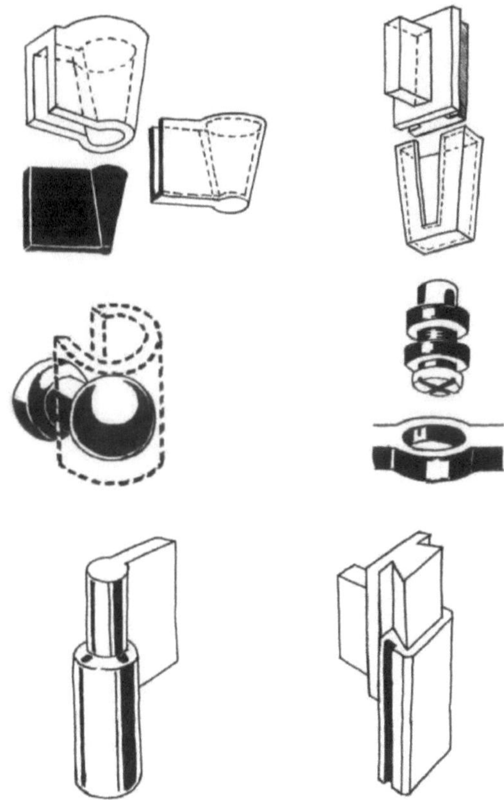

Fig.7.1 Tipos de parafusos de bloqueio

O mecanismo de funcionamento dos dispositivos de bloqueio é que a prótese removível é retirada da cavidade oral apenas numa direção,

É pouco provável que a força (força de reposição) que ocorre durante a função reproduza o caminho exato da ejeção da prótese. A força de reposição numa secção da prótese actua mais fortemente no encaixe mais próximo, enquanto os outros encaixes serão deslocados em menor grau, pelo que a prótese se inclinará e os encaixes ficarão encravados.

As indicações para a utilização de parafusos de bloqueio e as suas vantagens são as

147

<u>seguintes</u>

- melhorar os resultados estéticos das próteses;
- a ancoragem intra-coroa é menos traumática para o periodonto dos dentes de suporte do que os grampos convencionais, porque a carga através da ancoragem é direccionada ao longo do eixo longo do dente de suporte, concentrando a carga mais perto do centro de rotação do dente de suporte (não há confirmação científica destas suposições até à data);
- é assegurada uma esplintagem eficaz dos dentes móveis;
- as fixações asseguram um trajeto de inserção e de retirada constante, de modo a que nenhum dente de apoio seja sujeito a tensões excessivas..;
- devido à falta de pressão à volta da circunferência periodontal, os dentes de suporte não estão sujeitos a uma carga constante. O dente é carregado apenas por forças de fricção;
- uma indicação relevante para a utilização de attachments é a divergência dos dentes de suporte com uma linha de visão elevada (linha de limite), uma vez que um grampo convencional requer uma colocação elevada do braço do grampo nos dentes ou o abaixamento da linha de visão através da remodelação do dente e da colocação de uma coroa artificial adequada..;
- quando se utilizam attachments, são utilizadas coroas e, por conseguinte, não é necessário preparar os dentes de modo a que fiquem paralelos entre si. A inserção da prótese removível é, portanto, determinada pelo posicionamento paralelo dos attachments nas coroas artificiais, independentemente do paralelismo das próprias coroas;
- é possível utilizar o fixador em próteses fixas quando é impossível tornar paralelos todos os dentes de suporte e estabelecer um único caminho de inserção da prótese, bem como em caso de prognóstico duvidoso de alguns dentes de suporte, para separar estruturas fixas alargadas em partes separadas. Para estes fins, foi desenvolvido um fixador que é tão rígido como uma ligação soldada.

Desvantagens dos fechos de segurança e contra-indicações para a sua utilização:
- a coroa clínica do dente de suporte deve ter um comprimento suficiente (mínimo de 6 mm, uma vez que a maioria dos acessórios tem uma distância vertical de 4 mm);
- o dente de suporte deve ser coberto com uma coroa;
- a ancoragem extracoronal pode causar irritação gengival devido à sua localização anterógrada;
- as contenções extra-coronárias podem causar problemas tecnológicos e estéticos, uma vez que estão localizadas no espaço destinado ao dente de substituição;
- as fixações de fechaduras são propensas ao desgaste, levando à perda de retenção;
- no caso de um defeito de extremidade significativo, a construção rígida causa um efeito desfavorável da prótese cantilever nos dentes de suporte, especialmente

na mandíbula;
- os dentes de suporte devem ser esplintados para reduzir a carga;
- a colocação de attachments em incisivos e caninos pode ser difícil devido à largura lingual e maxilar limitada dos dentes;
- são necessários custos adicionais (financeiros) por parte do paciente para a utilização dos fechos;
- os dentes precisam de ser depurados;
- é possível obter próteses eficazes com experiência clínica e tecnológica suficiente;
- a reparação e a modificação da fixação são difíceis ou impossíveis;
- As condições biológicas que contra-indicam a utilização de próteses parciais tradicionais também impedem a utilização de attachments. Estas incluem condições periodontais dos dentes de suporte, uma relação deficiente entre o comprimento da coroa e da raiz, razões endodônticas e outras;
- a utilização de attachments requer um conhecimento abrangente dos princípios protéticos básicos, formação e experiência adequadas na utilização de attachments individuais, bem como competência tecnológica, talento clínico e senso comum;
- é referido que se uma prótese removível convencional for fabricada com o mesmo cuidado que os encaixes de bloqueio, os resultados protéticos podem ser os mesmos.

É importante selecionar um desenho de fixação para uma situação clínica específica.

Para a seleção das ligações, M. Fornfeld (1974) elaborou tabelas em que cada ligação é caracterizada em 30 posições.

Dos attachments existentes, o protésico médio não precisa de ganhar experiência na utilização de um grande número de estruturas de bloqueio. No entanto, deve ter-se em conta que muitos dos attachments disponíveis não podem ser utilizados universalmente, uma vez que apenas são adequados para uma situação clínica específica. Alguns deles têm mecanismos complexos que podem levar a uma falha precoce e não podem ser reparados. Por conseguinte, é suficiente que o profissional seleccione alguns attachments que possam ser utilizados por si na clínica de prótese dentária e aprenda as técnicas para a sua aplicação.

Os bons resultados clínicos requerem o conhecimento das possíveis forças que podem ser transmitidas aos dentes e ao rebordo alveolar pela prótese, bem como dos métodos adequados para reduzir ou distribuir essas forças.

A análise dos defeitos dentoalveolares começa com a utilização de sistemas como a classificação de Kennedy. Esta identifica o tipo, a localização e as características quantitativas dos defeitos da dentição.

A decisão de utilizar um acessório em próteses removíveis deve ser tomada com muito cuidado.

A utilização de próteses removíveis com encaixes só é possível com uma compreensão completa dos princípios protéticos e de encaixe e uma consciência da complexidade dos problemas envolvidos.

Os acessórios de combinação de botões de pressão multivariantes são amplamente utilizados. Três tipos de matrizes substituíveis com diferentes graus de rigidez proporcionam um encaixe rígido, médio (normal) e ligeiro da matriz - o "Efeito de clique" (Fig. 7.2).

A forma calculada por computador da superfície exterior da parte elástica da estrutura garante uma fixação segura da matriz na prótese. As matrizes do sistema são feitas de plástico que se queima completamente durante o processo de moldagem. O desenho assistido por computador do molde patrix satisfaz elevados requisitos tecnológicos e estéticos. O molde universal patrix

foi concebido para uma vasta gama de aplicações. Para facilitar o fabrico de próteses, é fornecido um pino para facilitar a inserção da matriz; um suporte de matriz inserido no paralelogramo; uma anilha de bloqueio externa para assegurar o posicionamento correto da matriz; uma matriz metálica resistente à saliva, que corresponde à matriz de plástico e pode ser facilmente substituída na prótese.

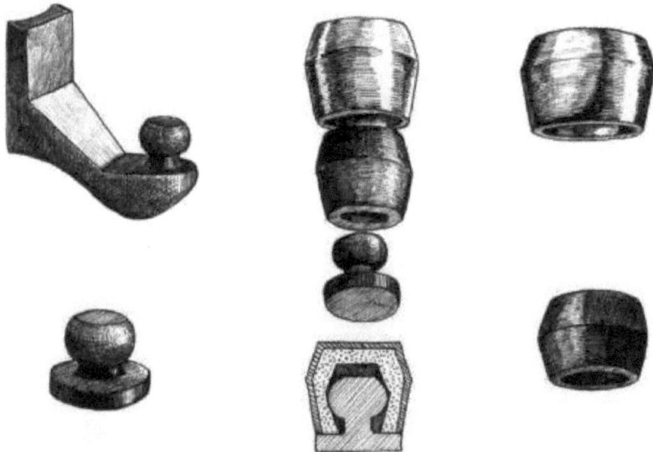

Fig.7.2 Acessório de combinação de botões de pressão multivariantes

Os encaixes de botão de pressão multivariantes podem ser utilizados na forma clássica para defeitos de extremidade, na retenção de barras e em restaurações totais.

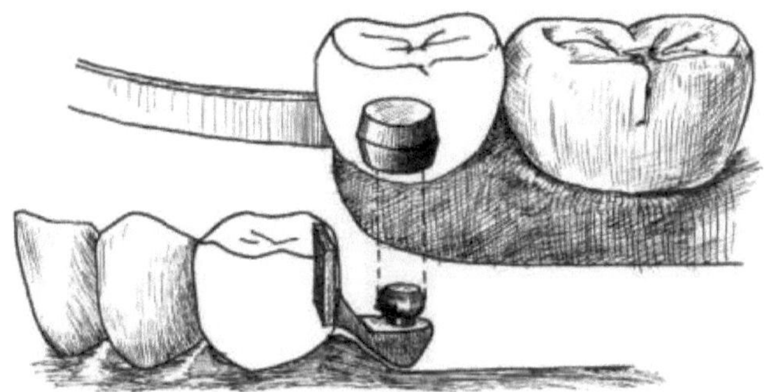

Fig. 7.3. Sistema de prótese "prótese removível - matriz - matriz - coroa artificial - dente".

A solução clássica de fixação por botão de pressão envolve a colocação da matriz em próteses removíveis e o macho em próteses fixas (Fig. 7..3).

Neste caso, está prevista a utilização de próteses dentárias fixas metálicas e combinadas.

A utilização de coroas de polímero permite reduzir o custo das próteses dentárias sem reduzir a estética e a função dos cuidados dentários. No entanto, não existem soluções tecnológicas e construtivas para próteses dentárias com a utilização de coroas de polímero ligadas a próteses dentárias removíveis (bracket) através de uma fixação de bloqueio (attachment).

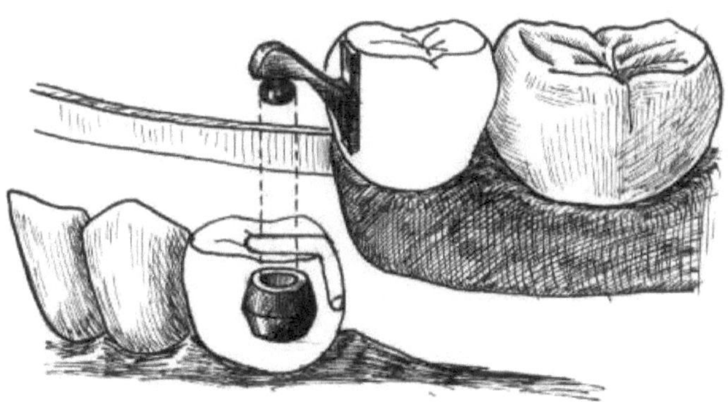

Fig. 7.4. Prótese removível - macho - matriz - coroa de polímero - dente".

Propusemos, desenvolvemos e testámos um método de prótese com coroas de retentor de polímero para bloquear aparelhos removíveis.

A solução para este problema é possível colocando a matriz do botão na coroa de polímero e a matriz na prótese removível (Fig. 7.4).

O processo protético envolve uma série de características em todas as fases clínicas e dentárias.

I. Fase clínica. Preparação dos dentes para uma coroa fixa de polímero. Os tecidos duros na localização da matriz são adicionalmente removidos. A quantidade de remoção é determinada pelo tamanho da matriz, tendo em conta a sua fixação segura na prótese fixa. A impressão é feita num dos métodos geralmente aceites utilizados para o fabrico de coroas de polímero.

Fase técnica. É obtido um modelo a partir do qual a coroa de polímero é fabricada. É preferível criar imediatamente um local para a colocação da matriz no mesmo.

II. Fase clínica. Colocação da coroa. Obtenção de impressões anatómicas completas para o fabrico de próteses removíveis.

Fase técnica. Os modelos são moldados. É efectuada uma base de cera com rolos de mordida para determinar a oclusão central, se não for possível comparar os modelos do maxilar superior e inferior.

III. Fase clínica. Determinação da oclusão central. (Opcional).

Fase técnica. Engessamento (fixação) dos modelos de maxilares num oclusor (articulador). Exame dos modelos de gesso em várias posições de articulação e, se necessário, trabalho em paralelogramo. Determinação das particularidades da conceção da prótese removível. Fabrico da estrutura metálica. O macho deve ser colocado no centro da cavidade da coroa de fixação. Se a estrutura metálica estiver em contacto com os restantes dentes do maxilar, é aconselhável testá-la (armazená-la) no maxilar.

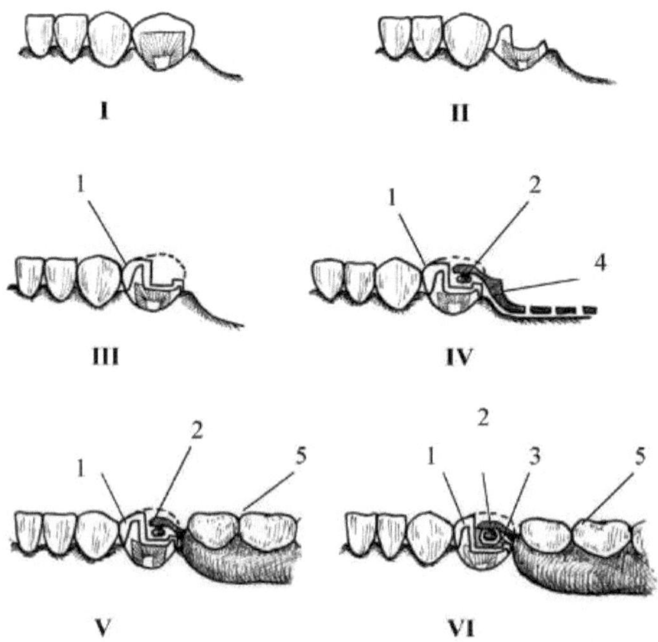

Fig. 7.5 Diagrama esquemático das fases do tratamento protético com próteses removíveis com fecho (combinação de botões multivariantes) fixadas em coroas de polímero.

IV. Fase clínica. Verificação (encaixe) da estrutura metálica da prótese removível. (Opcional).

I. O defeito final. II. Dente pré-preparado para uma coroa dentária fixa com uma matriz. III. Coroa de fixação no dente em que é feito o local para a matriz. IV. Adesão da estrutura da prótese de bracket com uma matriz. V. A prótese de bracket com o macho do qual está localizado na cavidade para a matriz da coroa de polímero. VI. Prótese de encaixe ligada à coroa de polímero por um dispositivo de bloqueio.

I. Coroa de polímero. 2. Patentes da fixação de bloqueio. 3. Matrizes do acessório de bloqueio. 4. Estrutura da braçadeira. 5. Prótese de encaixe.

<u>Fase técnica</u>. Processamento, retificação e polimento da estrutura metálica da prótese removível. O lixamento e o polimento da estrutura na área da peça não podem ser feitos mecanicamente - apenas tratamento químico e eletroquímico - a precisão será perdida. A obtenção de um molde de cera de uma prótese removível é efectuada de acordo com o algoritmo clássico - reforço temporário da estrutura num modelo de trabalho em gesso, execução da base de cera, colocação de dentes artificiais, modelação preliminar da base de cera.

V. Fase clínica. Verificação do desenho da prótese amovível.

(Fase facultativa).

<u>Fase técnica</u>. Modelação final da base de cera. Substituição da cera por plástico. Retificação - polimento da prótese.

VI. Fase clínica. Entrega da prótese. Fixação da matriz fixada no macho da prótese removível na coroa de polímero em plástico auto-endurecedor ou material de fotopolímero. A matriz pode ser de rigidez média a normal em periodonto saudável, e macia em caso de doença periodontal. Depois disso, a coroa de polímero é finalmente polida. A sua fixação é efectuada necessariamente com a aplicação simultânea de uma prótese removível no maxilar. Isto proporciona a colocação necessária (correcta) na cavidade oral. Este método de fixação evita a deslocação da prótese, que pode prejudicar a ancoragem racional da prótese removível no futuro (Fig. 7.5).

Capítulo VIII. METODOLOGIA DE AVALIAÇÃO CLÍNICA DE COROAS DENTÁRIAS ARTIFICIAIS

A análise dos trabalhos publicados na literatura sobre a avaliação clínica de estruturas fixas revelou uma série de deficiências significativas que criam dificuldades na obtenção de dados objectivos sobre a sua eficácia e, por vezes, a impossibilidade de comparar os resultados obtidos. Este facto conduz a dados contraditórios na avaliação de uma mesma estrutura dentária, como uma coroa artificial, fornecidos por diferentes autores.

As desvantagens estão relacionadas com erros tanto no processo de preparação do ensaio clínico como na avaliação dos resultados obtidos.

As desvantagens significativas na avaliação dos resultados obtidos em ensaios clínicos de coroas dentárias artificiais são as seguintes:

1) um pequeno número de coroas reexaminadas (frequentemente menos de 50% das coroas registadas), sendo apenas uma pequena parte destas estudadas em épocas mais distantes;

2) as coroas são geralmente reexaminadas apenas uma vez, normalmente num período de 3 meses a vários anos, e a duração do estudo é determinada pela data de exame das coroas mais recentes. Isto resulta numa sobrestimação da taxa de eficácia, que é o resultado de uma avaliação incorrecta dos dados clínicos obtidos;

3) não existe informação sobre o exame das próteses dentárias por ano de estudo;

4) a avaliação comparativa das diferentes concepções baseia-se no número total (percentagem) de coroas insatisfatórias;

5) a avaliação clínica é efectuada principalmente sem ter em conta a mordida e outras características clínicas da região dento-mandibular...

Não há dúvida de que as coroas dentárias artificiais devem ser avaliadas de forma exaustiva utilizando técnicas de análise multivariada.

As próteses devem ser avaliadas de forma abrangente, tendo em conta o estado estético e funcional. Do ponto de vista estético, as coroas de plástico e porcelana, bem como as próteses metalo-cerâmicas e metal-polímero, devem imitar os dentes naturais em termos de forma anatómica, cor e localização na arcada dentária. As coroas artificiais funcionalmente completas devem ajustar-se firmemente ao colo do dente, não devem ultrapassar o espaço gengival em mais de 0,3 mm e não devem ser sobremordidas. Estes critérios clínicos são subjectivos, derivados de uma série de requisitos básicos para as coroas. Isto torna possível avaliar a eficácia das próteses com coroas artificiais dentárias, mas obtém-se pouca objetividade nos estudos de investigação.

O objetivo de um ensaio clínico é estudar a eficácia dos materiais de prótese fixa e dos desenhos das coroas. Um ensaio clínico pode ser efectuado independentemente de um item - avaliação comparativa de materiais ou desenhos de próteses dentárias. É aconselhável efetuar exames de coroa em próteses que cumpram os requisitos clínicos no momento da apresentação.

A maior fiabilidade dos dados na avaliação comparativa de, por exemplo, dois desenhos é alcançada quando se restaura um par de dentes simétricos em diferentes lados do mesmo maxilar.

Embora sejam utilizadas técnicas bem conhecidas na prótese de coroa, é necessário enfatizar todos os pontos que podem afetar a eficiência da prótese na clínica ao fabricar próteses fixas, nomeadamente:

a) A preparação do dente deve ser efectuada de acordo com os princípios clássicos;

b) as coroas devem ser fixadas no mesmo material;

c) o fabrico de próteses deve ser efectuado de forma idêntica e estritamente de acordo com a tecnologia recomendada ou desenvolvida;

d) os vários desvios da técnica devem também ser documentados.

Os ensaios clínicos podem avaliar a conceção de próteses dentárias, materiais e métodos de fabrico de próteses dentárias desenvolvidos para melhorar a eficácia do tratamento protético.

Cada estudo comparativo deve incluir pelo menos 100 pares de coroas. A escolha do desenho para um dos dois dentes deve ser aleatória para evitar a influência deliberada de certas características. Para o efeito, pode ser utilizada uma tabela de números aleatórios.

Antes de iniciar o ensaio clínico, cada protésico e técnico de prótese dentária deve dominar a técnica protética, ou seja, conhecer as suas características inerentes.

Para cada paciente, ou melhor ainda, para cada coroa fabricada, deve ser preenchido um cartão especial, que deve incluir os seguintes dados

1) informações gerais sobre o doente (nome completo, idade, morada, número de telefone);

2) fórmula dentária, mordida;

3) descrição pormenorizada do estado do(s) dente(s) a cobrir com uma coroa;

4) diagnóstico;

5) data de conclusão do tratamento ortopédico;

6) tipo de estrutura dentária;

7) nome do material de construção;

8) nome do material de fixação;

9) data do reexame.

Aproximadamente duas semanas após a colocação da coroa, esta deve ser reinspeccionada para detetar quaisquer imprecisões, de modo a que estas não afectem a avaliação global da coroa e do material. Apenas as coroas que se encontram em condições satisfatórias (conformidade) são objeto de uma nova observação. Se o exame revelar quaisquer defeitos, as coroas devem ser substituídas ou ignoradas.

As reinspecções das coroas devem ser efectuadas, pelo menos, ao fim de 12 meses, ou ao fim de 3 anos ou mais.

Para obter dados fiáveis, o exame deve ser efectuado por, pelo menos, dois médicos.

CRITÉRIOS DE QUALIDADE DA COROA

Ao avaliar os resultados a longo prazo, deve prestar-se atenção aos critérios que caracterizam as coroas artificiais, o leito da prótese e os tecidos do campo, bem como o dente restaurado. Os seguintes critérios clínicos devem ser tidos em conta durante os exames de acompanhamento:

I. Forma anatómica.

II. Adequação da cor.

III. Ajuste marginal.

IV. Mudança de cor ao longo do bordo da coroa.

V. Bolsa gengival.

VI. Condição periodontal.

VII.Cáries recorrentes.

VIII.   Integridade do coroamento na zona de ligação dos elementos da estrutura.

Cada um dos critérios acima referidos tem várias fases.

Forma anatómica.

A condição da forma anatómica da coroa é determinada (avaliada) visualmente, utilizando um espelho dentário, se necessário. Uma perturbação na forma da coroa pode dever-se a propriedades do material, como abrasão, fissura ou fratura.

Ao examinar a forma anatómica, devem distinguir-se as seguintes fases:

A - a coroa mantém a sua forma original;

B - a forma da coroa foi alterada, por exemplo, parte da coroa partiu-se, mas a perda de material não é tão significativa que o material de fixação ou a estrutura metálica fiquem expostos;

C - existe uma perda significativa de material com exposição do material de retenção ou da estrutura metálica. Isto inclui a fratura e a divisão da coroa.

Correspondência de cores

A correspondência de cor entre a coroa e os dentes adjacentes na parte anterior da dentição é determinada visualmente, à luz natural, a uma distância de cerca de 0,5 m do paciente, o que corresponde à distância habitual quando se fala. A avaliação da cor das coroas é melhor efectuada principalmente nos dentes anteriores. Se a coroa dos dentes de mastigação for examinada, a avaliação pode ser efectuada com um espelho dentário.

As alterações na cor da coroa indicam processos químicos que ocorrem no material, bem como a presença de porosidade e rugosidade.

Distinguem-se as seguintes fases de descoloração da coroa:

A - a coroa não difere dos dentes circundantes em termos de cor ou translucidez;

B - existe uma discrepância de cor ou translucidez, mas dentro da variação normal de cor ou translucidez;

C - existe uma discrepância na cor ou translucidez para além da variação normal da cor do dente.

Ajuste da borda

O ajuste marginal da coroa na zona do colo é determinado com uma sonda afiada. Se o ajuste marginal não for mantido, a dentina ficará exposta e a saliva, bactérias, restos de comida, etc. (fluido oral) penetrarão entre a coroa e o dente. (fluido oral). Tudo isto contribui para danificar os tecidos duros do dente e cria um perigo potencial para o desenvolvimento de cáries recorrentes e, posteriormente, de pulpite.

Através deste indicador, a eficácia da aplicação (utilização) de materiais fixadores é monitorizada. Um estudo clínico exaustivo, utilizando o teste acima referido, ajuda a procurar sistemas adesivos para materiais de cimentação.

Devem distinguir-se as seguintes fases da desordem de adesão marginal da coroa na região do colo do dente:

A - a coroa está firmemente aderida aos tecidos do dente em toda a periferia, a sonda não se atrasa quando se desloca ao longo do colo clínico da coroa do dente;

B - a sonda está atrasada no seu movimento ou existe uma lacuna;

C - observa-se uma perturbação da fixação da coroa.

Mudança de cor no bordo exterior

A descoloração ao longo do bordo exterior da coroa resulta num aspeto inestético da coroa. As alterações indicam a presença de permeabilidade marginal. Uma das causas da descoloração pode ser a reação do material de cimentação com o fluido oral, o que deve ser tido em conta ao avaliar os resultados do tratamento protético.

Distinguem-se as seguintes fases:

A - sem alterações;

B - presença de mudança de cor (local);

C - descoloração de todo o perímetro da margem da coroa.

Bolsa gengival

Uma bolsa é um aprofundamento do sulco gengival fisiológico causado pela destruição da fixação gengival e pela proliferação do epitélio na direção apical. O critério caracteriza a interação da coroa com a gengiva. É examinado com uma sonda.

Distinguem-se as seguintes fases:

A - o estado da bolsa na coroa não difere dos dentes adjacentes;

B - existe uma discrepância.

Condição periodontal

A saúde periodontal é avaliada utilizando o método clínico - exame visual. Podem ser utilizados métodos especiais de exame periodontal, por exemplo, radiológico. Neste caso, a condição periodontal é avaliada em função do curso do processo patológico. O critério caracteriza a interação da coroa com o periodonto.

Distinguem-se as seguintes fases:

A - a condição periodontal do dente coberto pela coroa não difere da dos dentes adjacentes;

B - existe uma discrepância.

Cáries recorrentes

A cárie em dentes cobertos por coroas é diagnosticada com uma sonda (a sonda é atrasada e profundamente imersa à medida que se move ao longo do colo clínico) e radiologicamente.

Este indicador permite caraterizar e controlar as coroas artificiais no colo clínico.

Neste ensaio, devem distinguir-se duas fases:

A - ausência de lesão cariosa recorrente dos tecidos duros dentários;

B - presença de cáries recorrentes.

Integridade do coroamento na zona de ligação dos elementos estruturais

O estado de integridade da coroa artificial na zona de ligação dos elementos da estrutura é determinado visualmente e, se necessário, com recurso a um espelho dentário e a uma sonda. A violação da integridade pode ser devida às propriedades dos materiais, como, por exemplo, a adesão entre eles.

Ao examinar a integridade de uma coroa dentária artificial, é necessário distinguir entre as seguintes fases:

A - não há violação da integridade da estrutura;

B - uma parte da estrutura foi descolada;

C - foi constatado um esboroamento significativo, até total, de uma parte da estrutura, por exemplo, um revestimento cosmético.

AVALIAÇÃO DOS RESULTADOS DE ESTUDOS CLÍNICOS
COROAS DENTÁRIAS ARTIFICIAIS

A eficácia da utilização de coroas dentárias artificiais na clínica é avaliada em termos dinâmicos (por anos), identificando vários desvios de acordo com os critérios acima referidos.

<u>As coroas metálicas</u> são avaliadas utilizando os seguintes critérios clínicos - adaptação marginal, bolsa gengival, condição periodontal e cáries recorrentes e, no caso das novas ligas, forma anatómica.

<u>Coroas de polímero e de cerâmica</u> - forma anatómica, correspondência de cores, adaptação marginal, descoloração do rebordo da coroa, bolsa gengival, condição periodontal e cáries recorrentes.

<u>As coroas metalo-cerâmicas e metal-polímero</u> são examinadas de acordo com todos os critérios propostos acima descritos - forma anatómica, correspondência de cores, adaptação marginal, alteração de cor no bordo da coroa, bolsa gengival, condição periodontal, cáries recorrentes e integridade da coroa na área de ligação dos elementos da estrutura.

Depois de avaliar a qualidade das próteses com coroas de acordo com estes critérios, calcula-se o número de próteses satisfatórias e insatisfatórias.

Uma coroa é considerada satisfatória apenas se for rotulada com a letra "A" de acordo com todos os critérios estudados. Se pelo menos um dos critérios for marcado com "B" ou "C", a coroa é considerada insatisfatória.

O que interessa na comparação é a percentagem de coroas insatisfatórias. Isto deve-se ao facto de poderem ser detectados vários defeitos durante o exame de uma coroa. Em primeiro lugar, é necessário contar o número de coroas satisfatórias, relacioná-las com o número de todas as coroas examinadas, ou seja, encontrar a percentagem de <u>coroas satisfatórias</u>. Em seguida, é necessário subtrair a percentagem encontrada de 100% e, assim, obter a percentagem de <u>coroas não satisfatórias</u>.

A avaliação estatística dos indicadores expressos em percentagem é efectuada de acordo com as regras definidas em todos os manuais de estatística médica.

A avaliação da eficácia clínica das coroas artificiais dentárias pode ser efectuada de duas formas.

A primeira consiste em determinar a eficácia clínica de um tipo de desenho de coroa dentária.

Um exame clínico cuidadoso de acordo com esta metodologia permite o desenvolvimento de indicações óptimas para a utilização de materiais para este tipo de coroas. A eficácia do material é determinada através do cálculo da percentagem total de coroas satisfatórias e, em seguida, insatisfatórias durante um determinado período de observação, bem como da avaliação da eficácia em função da mordida, do grupo de dentes restaurados. Para uma maior fiabilidade dos dados na avaliação clínica do material, é necessário esforçar-se por reexaminar o número máximo de coroas a partir do número de coroas fixas. A percentagem de coroas insatisfatórias é calculada anualmente pelo número de coroas efetivamente examinadas num determinado ano, excluindo as coroas que se tornaram insatisfatórias no momento do exame anterior. A percentagem anual de coroas não satisfatórias é somada, obtendo-se assim a percentagem total de coroas não satisfatórias para todo o período de observação.

Na segunda opção, deve ser efectuada uma avaliação comparativa de dois ou mais desenhos de coroas artificiais dentárias. A avaliação da qualidade das coroas de acordo com os critérios acima referidos permite chegar a uma conclusão mais diferenciada sobre os desenhos das coroas dentárias. Neste caso, o processamento estatístico deve ser efectuado utilizando o critério de Pearson. Os pormenores da sua utilização adequada podem ser encontrados nos manuais de estatística médica.

CÁLCULO DO ÍNDICE GENERALIZADO
QUALIDADE DA AVALIAÇÃO CLÍNICA DE PRÓTESES DENTÁRIAS ARTIFICIAIS

Devido ao facto de se considerarem vários critérios de qualidade com vários graus, é possível comparar todos os tipos de construções ou materiais investigados através do desvio mínimo do indicador, trazendo-os para uma forma sem dimensão para comparação. Assim, é necessário escolher um projeto com indicadores mais próximos dos melhores valores para todos os tipos de critérios com diferentes graus, ou seja, resolver o problema de encontrar o melhor valor.

$$\min_{i=1,5} \quad M \sum_{k=1}^{n} (Y_i^k - X^k), \tag{1}$$

onde:

M - símbolo de expetativa,

i - índice de conceção,

k - índice de qualidade da conceção,

n - número de propriedades (indicadores de qualidade) a comparar, x^k - valor ótimo do k-ésimo indicador de qualidade,

Y_i^k — valor do indicador do k-ésimo critério para o n-ésimo projeto.

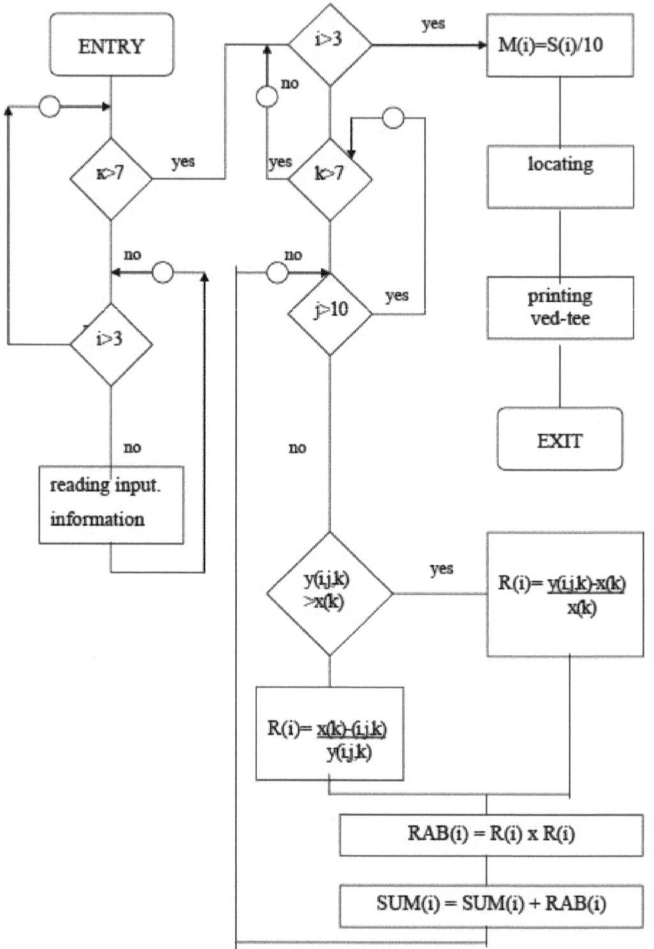

Fig.8.1 Diagrama de blocos do programa para o cálculo do índice de qualidade
generalizado das construções dentárias restauradoras investigadas

Vamos $Y_{ij}^1, Y_{ij}^2, \ldots, Y_{ij}^k$ — valores dos indicadores obtidos como resultado dos
testes da k-ésima amostra do 1º tipo. Uma vez que os resultados das alterações de
um critério não afectam os resultados das alterações de outro critério, temos um
esquema de testes independentes e como estimativa da expetativa matemática do

valor de $\sum_{k=1}^{n}(Y_i^k - X^k)$ tomamos o

estimativa construída pelo método dos momentos $\sum_{k=1}^{n}$, ou seja, o valor

160

$$M_L = \frac{1}{10} \sum_{j=1}^{p} \sum_{k=1}^{n} (Y_{ij}^k - X^k), \qquad\qquad (2)$$

onde:

j - número de série do ensaio de conceção para um determinado critério;

p - o número de dentes restaurados com este desenho.

Para que os cálculos da fórmula (2) sejam correctos, os indicadores de qualidade das propriedades estruturais são reduzidos a uma forma adimensional e o cálculo é efectuado através da fórmula:

$$M_L = \frac{1}{10} \sum_{j=1}^{p} \sum_{k=1}^{n} \left(\frac{Y_{ij}^k - X^k}{\max\left\{Y_{ij}^k; X^k\right\}} \right). \qquad\qquad (3)$$

O valor do valor $\rho = \dfrac{Y_{ij}^k - X^k}{\max\left\{Y_{ij}^k; X^k\right\}}$ pode variar entre 0 e 1.

Quanto mais pequeno for ρ, mais o índice de qualidade da conceção se aproxima do ótimo. Consequentemente, m_i pode assumir valores de 0 até ao número de propriedades a comparar.

Devido ao carácter complexo da fórmula (3), ao grande número de indicadores a comparar e ao número de construções em estudo, a solução numérica é obtida por computador. É possível utilizar a linguagem algorítmica Pascal.

O diagrama de blocos do programa é apresentado na figura 8.1.

Uma investigação clínica aprofundada permite avaliar objetivamente a eficácia das próteses dentárias com coroas artificiais, justificar mais claramente as indicações e contra-indicações para a sua utilização, delinear formas de aperfeiçoamento e estabelecer requisitos científicos e técnicos para o desenvolvimento de novos tipos de materiais de restauração e desenhos de próteses dentárias.

SECÇÃO DE REFERÊNCIA

Literatura que contribuirá para aprofundar e alargar os conhecimentos adquiridos.

1. Bykov Histologia e embriologia dos órgãos orais humanos. - Spetsial'naya literatura, 2016. - 248 p.

2. Maren von Pluta. Dentes eternamente saudáveis e bonitos. - Manual de saúde. - 2017.

3. Sistemas alternativos de cuidados dentários: Relatório do Comité de Peritos da OMS. 1998 (Ar. techn. dokl./OMS; 750).

4. Afasizhev M.N. Necessidades estéticas do homem. - M., 1979.

5. Bragina M.N., Dobrokhotova T.A. Assimetrias funcionais do homem. - M., 1981.

6. Borovsky E.V., Danilevsky N.F. Atlas de doenças da mucosa oral. - 2ª ed. - M.: 2001.

7. Gerasimov M.M. Restauração do rosto no crânio. - M., 2005.

8. Gerner M.M., Aronov E.G., Roffe A.G. Material science in stomatology. - M., 2003.

9. Kashirin V.N. Ciência dos materiais dentários. - Moscovo: 2014.

10. Gozhaya L.D. Doenças alérgicas em ortopedia dentária. - M., 1988.

11. Durer A. Quatro livros sobre as proporções. - M., 2017.

12. Doenças da cavidade oral: Per. do inglês/L.Sugar et al, Budapeste, 1980.

13. Zubov A.A. Odontologia. Metodologia da investigação antropológica. - M., 2008.

14. Kalyuzhny L.V. Mecanismos fisiológicos de regulação da sensibilidade à dor. - M., 1994.

15. Kologunenko I.I. Fundamentos da gerontocosmetologia. - M., 2014.

16. Kostin V.I. A Linguagem das Belas Artes. - M., 1998.

17. Makarov K.A., Shteyngart M.Z. Copolymers in stomatology (Copolímeros em estomatologia). - Moscovo: 2002.

18. Ovsyannikov M.F. Teoria estética de K. Marx, F. Engels, V.I. Lenine. - M., 1994.

19. Napadov M.A. Plásticos auto-endurecedores de produção nacional e sua aplicação em estomatologia. - Moscovo: 2001.

20. Pereverzev V.A. Estética médica. - Volgogrado: Nizhny-Volzh. editora de livros, 1987. - 240 c.

21. Prokhonchukov A.A., Loginova N.K., Zhizhin N.A. Diagnóstico funcional na prática estomatológica. - M., 1980.

22. Pyatkin K.D., Krivoshein Y.S. Microbiologia com virologia e imunologia. - M., 1980.

23. Rubin L.G. Electroodontodiagnóstico: As questões mais importantes da estomatologia. - M., 1996.

24. Udovitskaya E.V., Boychenko T.E., Kharchenko V.N. Gengivite hipertrófica em crianças e adolescentes. - M., 2005.

25. Fedorov Y.A. Clínica e tratamento da hiperestesia dos tecidos duros dos dentes. - M., 1990.
26. Fradkin V.A. Allergodiagnostics. - M., 2005.
27. Yakovleva V.I., Trofimova E.K., Davidovich T.P., Prosveryak G.P. Diagnostics, treatment and prevention of stomatologic diseases. - Minsk, 2005.

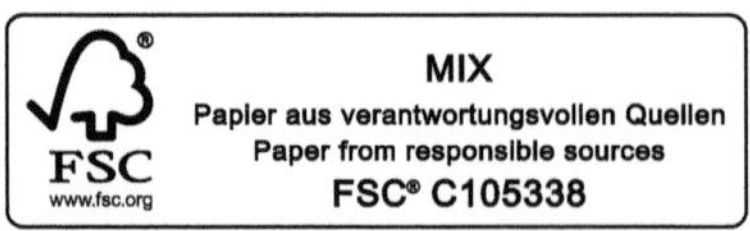

Printed by Books on Demand GmbH, Norderstedt / Germany